G. Dreher-Edelmann
Gymnastik für die Wirbelsäule

Gabriele Dreher-Edelmann

Gymnastik für die Wirbelsäule

30 Tage mit je 7 Übungen

4., aktualisierte Auflage

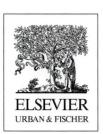

URBAN & FISCHER

München · Jena

Zuschriften und Kritik an:
Elsevier GmbH, Urban & Fischer Verlag, Karlstr. 45, 80333 München

Wichtiger Hinweis für den Benutzer
Die Erkenntnisse in der Medizin unterliegen laufendem Wandel durch Forschung und klinische Erfahrungen. Die Autorin dieses Werkes hat große Sorgfalt darauf verwendet, dass die in diesem Werk gemachten therapeutischen Angaben dem derzeitigen Wissensstand entsprechen. Das entbindet den Nutzer dieses Werkes aber nicht von der Verpflichtung, anhand weiterer schriftlicher Informationsquellen zu überprüfen, ob die dort gemachten Angaben von denen in diesem Buch abweichen und seine Verordnungen und Entscheidungen in eigener Verantwortung zu treffen.
Wie allgemein üblich wurden Warenzeichen bzw. Namen (z. B. bei Pharmapräparaten) nicht besonders gekennzeichnet.

Bibliografische Information der Deutschen Nationalbibliothek
Die Deutsche Nationalbibliothek verzeichnet diese Publikation in der Deutschen Nationalbibliografie; detaillierte bibliografische Daten sind im Internet über http://dnb.d-nb.de abrufbar.

Alle Rechte vorbehalten
1. Auflage 1992
4. Auflage 2008
© Elsevier GmbH, München
Der Urban & Fischer Verlag ist ein Imprint der Elsevier GmbH.

08 09 10 11 12   5 4 3 2 1

Das Werk einschließlich aller seiner Teile ist urheberrechtlich geschützt. Jede Verwertung außerhalb der engen Grenzen des Urheberrechtsgesetzes ist ohne Zustimmung des Verlages unzulässig und strafbar. Das gilt insbesondere für Vervielfältigungen, Übersetzungen, Mikroverfilmungen und die Einspeicherung und Verarbeitung in elektronischen Systemen.

Um den Textfluss nicht zu stören, wurde bei Patienten und Berufsbezeichnungen die grammatikalisch maskuline Form gewählt. Selbstverständlich sind in diesen Fällen immer Frauen und Männer gemeint.

Planung: Ines Mergenhagen
Lektorat: Petra Eichholz
Herstellung: Kerstin Wilk, Leipzig
Satz: abavo GmbH, Buchloe/Deutschland; TnQ, Chennai/Indien
Druck und Bindung: MkT print d. d., Ljubljana
Fotos: Christiane Haumann-Frietsch, Baden-Baden
Umschlaggestaltung: SpieszDesign, Büro für Gestaltung, Neu-Ulm
Titelfotografie: Christiane Haumann-Frietsch, Baden-Baden
Gedruckt auf 90 g Eurobulk

Printed in Slovenia
ISBN 978-3-437-45238-3

Aktuelle Informationen finden Sie im Internet unter www.elsevier.de und www.elsevier.com

Vorwort

Es freut mich sehr, dass inzwischen auch dieses Buch in der 4. Auflage entstanden ist. Am Konzept habe ich nichts geändert, das Übungsbuch soll in seinem Grundaufbau wie bisher bestehen bleiben.

Ich habe Übungen für die gesamte Wirbelsäule zusammengestellt. Jeder, der etwas vorbeugend für seinen Rücken tun möchte oder Beschwerden im Bereich der Wirbelsäule hat, kann mit diesem Übungsprogramm seine Bauch-, Rücken- und Gesäßmuskeln stärken und so lernen, das Becken besser auszubalancieren. Nur eine gekräftigte Rumpfmuskulatur kann der Wirbelsäule stützenden und entlastenden Halt geben. Ganz intensiv wird der stark belastete Kreuz-Lenden-Bereich mit Spannungs- und Dehnübungen trainiert, um eine fixierte Hohlkreuzhaltung der Lendenwirbelsäule zu vermeiden. Aus eigener Erfahrung eines Wirbelsäulenschadens kenne ich den heftigen Schmerz und weiß, dass nur ein Übungsprogramm für die gesamte Rumpfmuskulatur die Wirbelsäule optimal stützen und ihr Halt geben kann.

Das von mir zusammengestellte Übungsprogramm hat sich seit vielen Jahren bewährt, bestätigt durch Rückmeldungen von Patienten, Kollegen und Ärzten. Von Verbänden der Rückenschulen wird es als Arbeitsgrundlage empfohlen. Die Übungen entsprechen ganz den Forderungen der Orthopäden nach einem „gemäßigten Training". Aktiv zu sein ist wichtig, sich zu bewegen ist richtig, man sollte es jedoch regelmäßig tun und sich nie überfordern.

Das Buch wendet sich an alle, die Wirbelsäulengymnastik oder Haltungsgymnastik durchführen, also an Physiotherapeuten, Sport- und Gymnastiklehrer, Kursleiter in Volkshochschulen und Sportvereinen. Wegen der klaren Sprache und der anschaulichen Übungen ist es aber auch für Laien geeignet.

Allen Übenden wünsche ich Spaß bei der Durchführung des Programms, aber auch die Geduld und Ausdauer, die erforderlich ist, um den Erfolg in schmerzfreier Bewegung direkt spüren zu können.

Bedanken möchte ich mich insbesondere bei allen Teilnehmern meiner Kurse, den zahlreichen Kollegen und Herrn Dr. Gerhard Himmerich, Arzt für Orthopädie, die alle durch ihre konstruktive Kritik dazu beigetragen haben, das Programm immer weiter zu verbessern.

Vielen Dank sage ich meiner Schwiegertochter Elke Wandler-Dreher, die mit viel Ausdauer, Energie und Freude die Übungen dargestellt hat. Frau Christiane Haumann-Frietsch, Fotografenmeisterin, sage ich herzlichen Dank für die einfühlsame Mitarbeit und die schönen Fotos. Dem Lektorat Fachberufe des Elsevier/Urban & Fischer Verlages sage ich besonderen Dank für die gute, freundliche und geduldige Zusammenarbeit.

G. Dreher-Edelmann
Baden-Baden, im Frühjahr 2008

Das Übungskonzept

Rückenschmerzen kennt (fast) jeder. Um Rückenbeschwerden zu vermeiden oder bestehende Schmerzen zu lindern, ist ein ausgewogenes Übungskonzept wichtig. Ziel ist dabei, wieder eine entspannte, aufrechte Haltung einzunehmen. Dies wird durch ein optimales Training der Muskulatur erreicht. Zwei unterschiedliche Typen von Muskeln wirken mit:
- Tonische Muskulatur wird leicht aktiviert, ermüdet langsam und neigt zur Verkürzung. Eine typische Muskelgruppe ist die ischiokrurale Muskulatur.
- Phasische Muskulatur wird langsam aktiviert, ermüdet leicht und neigt zur Atrophie. Typische Muskelgruppen sind die Bauch- und Gesäßmuskulatur.

Für eine dynamische, ausgewogene Rumpfmuskulatur muss die tonische Muskulatur gedehnt werden, die phasische Muskulatur muss gekräftigt werden.

Die Lendenwirbelsäule wird in besonderem Maße durch einseitige Muskelbelastungen beansprucht. Bei schwacher Bauchmuskulatur wölbt sich im Stand der Bauch vor, die Lendenwirbelsäule wird ins Hohlkreuz gezogen, die Brustwirbelsäule wird zum Rundrücken verformt. Diese Fehlhaltung kann auf Dauer zur Verspannung und Verkürzung der stützenden Lendenmuskulatur führen. Diese Veränderung wirkt sich nicht nur auf andere zahlreiche Muskeln im Becken- und Gesäßbereich aus. Sie verändert auch die Druckbelastungen in den Bandscheiben. Bei anhaltendem Druck besteht die Gefahr eines vorzeitigen Verschleißes der Bandscheiben. Das Bandscheibengewebe verliert durch Überbeanspruchung und/oder Alterung an Elastizität. Es reißt ein und presst den in der Mitte befindlichen Gallertkern heraus. Drückt dieser Gallertkern dann auf Nerven, so sprechen wir von einem Bandscheibenvorfall. Es kommt zu heftigen Schmerzen im Rücken-Becken-Bereich, die bis ins Bein ausstrahlen können.

Das Ziel des Übungsprogramms ist, die gesamte Wirbelsäule mit einer kräftigen Muskulatur zu stützen. Nur eine harmonisch aufeinander abgestimmte (eingespielte) Muskelspannung kann die physiologischen Krümmungen der Wirbelsäule erhalten und ihr Schutz geben.

Kraft und Dehnungsfähigkeit bestimmter Muskelgruppen müssen in einem ausgewogenen Verhältnis zueinander trainiert werden, um eine fließende Beweglichkeit zu erreichen.

Ziele des Übens sind:
- die eigenen Körperfunktionen wahrzunehmen
- Veränderungen der Beweglichkeit zu fühlen
- Muskeln, die einem zuvor nie bewusst geworden sind, in ihrer Spannung zu spüren
- zu erfahren, wie sich je nach Befinden die eigene Körperhaltung verändert
- zu spüren, wie mit einer gezielten Änderung der Haltung die Stimmungslage zu beeinflussen ist.

Das Übungsprogramm basiert auf aufeinander aufbauenden Einheiten. Das Programm sollte vom 1. bis zum 30. Tag konsequent durchgeführt werden. Übungen, die Beschwerden bereiten, sollten jedoch ausgelassen werden. Die tägliche Übungsdauer beträgt ca. 10 Minuten.

Das Kapitel 31 – Übungen mit Tennisbällen – gibt Anregungen zur intensiven Kräftigung der Muskulatur und rundet das Muskeltrainingsprogramm für den Körper ab.

Zusätzlich werden Übungen im Stand gezeigt, das Drehen von der Rückenlage zur Bauchlage, richtiges Stehen, Bücken und Sitzen. Im Kapitel 33 werden Übungen bei Schmerzen beschrieben.

Ein weiteres Kapitel gibt Tipps für den Alltag, um sich gesund und schonend zu bewegen.

➢ A Übungen für 30 Tage 1

➢ B Erweiterung des Übungsprogramms 243

Übungen für 30 Tage

1	Übungstag 1	3
2	Übungstag 2	11
3	Übungstag 3	19
4	Übungstag 4	27
5	Übungstag 5	35
6	Übungstag 6	43
7	Übungstag 7	51
8	Übungstag 8	59
9	Übungstag 9	67
10	Übungstag 10	75
11	Übungstag 11	83
12	Übungstag 12	91
13	Übungstag 13	99
14	Übungstag 14	107
15	Übungstag 15	115
16	Übungstag 16	123
17	Übungstag 17	131
18	Übungstag 18	139
19	Übungstag 19	147

20	Übungstag 20	155
21	Übungstag 21	163
22	Übungstag 22	171
23	Übungstag 23	179
24	Übungstag 24	187
25	Übungstag 25	195
26	Übungstag 26	203
27	Übungstag 27	211
28	Übungstag 28	219
29	Übungstag 29	227
30	Übungstag 30	235

KAPITEL 1
Übungstag 1

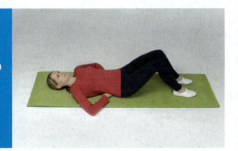
Übung 1

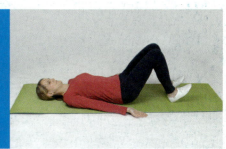
Übung 2

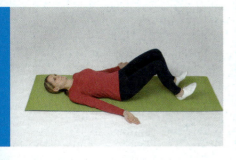
Übung 3

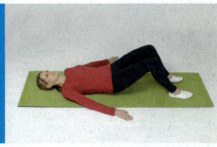
Übung 4

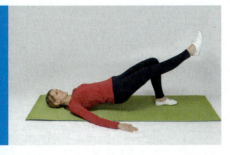
Übung 5

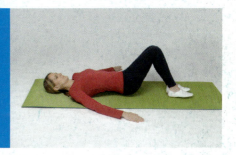
Übung 6

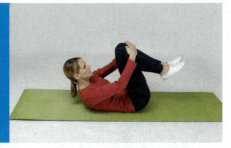
Übung 7

1. Übung

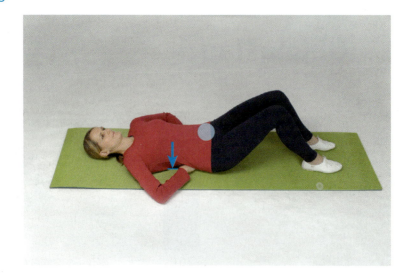

Ausgangsstellung
- Rückenlage
- Beine gebeugt
- Füße am Boden
- Hände unter dem Kreuz

Wiederholungen
- 3 x

Ausführung
- Bauchmuskeln spannen
- Kreuz in die Hände drücken
- Lendenwirbelsäule an den Händen spüren
- Spannung halten, bis 10 zählen
- Spannung lösen, bis 5 zählen
- Übung wiederholen

Tipps und Fallen
- weiteratmen

 dehnen   drücken   stemmen

2. Übung

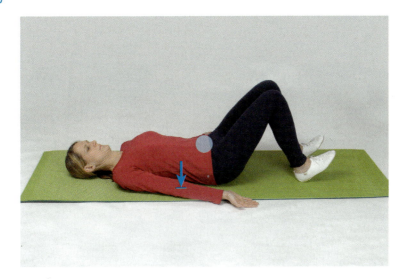

Ausgangsstellung
- Rückenlage
- Beine gebeugt
- Fersen am Boden
- Arme gestreckt, leicht abgespreizt neben dem Körper
- Handflächen nach oben

Wiederholungen
- 3 x

Ausführung
- Bauchmuskeln spannen
- Kreuz in den Boden drücken
- Spannung halten, bis 10 zählen
- Spannung lösen, bis 5 zählen
- Übung wiederholen

Tipps und Fallen
- weiteratmen

Bewegungsrichtung   spannen   strecken

Übungstag 1

3. Übung

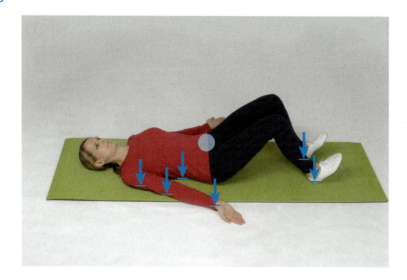

Ausgangsstellung
- Rückenlage
- Beine gebeugt
- Fersen am Boden
- Arme gestreckt, leicht abgespreizt neben dem Körper
- Handflächen nach oben

Wiederholungen
- 3 x

Ausführung
- Bauchmuskeln spannen
- Kreuz in den Boden drücken
- Fersen in den Boden drücken
- Arme und Hände in den Boden drücken
- Spannung halten, bis 10 zählen
- Spannung lösen, bis 5 zählen
- Übung wiederholen

Tipps und Fallen
- weiteratmen

4. Übung

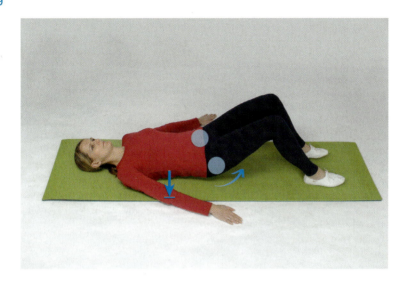

Ausgangsstellung
- Rückenlage
- Beine gebeugt
- Füße am Boden
- Arme gestreckt, leicht abgespreizt neben dem Körper
- Handflächen nach unten

Wiederholungen
- 3 x

Ausführung
- Bauchmuskeln spannen
- Kreuz in den Boden drücken
- Gesäßmuskeln fest spannen
- das Becken leicht anheben
- Spannung einen Augenblick halten
- langsam wieder zurücklegen
- Spannung lösen

Tipps und Fallen
- den Rücken nicht ins Hohlkreuz drücken
- weiteratmen

5. Übung

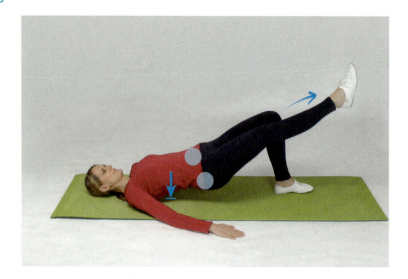

Ausgangsstellung
- Rückenlage
- Beine gebeugt
- Füße am Boden
- Arme gestreckt, leicht abgespreizt neben dem Körper
- Handflächen nach unten

Wiederholungen
- 2 x mit jedem Bein üben

Ausführung
- Bauchmuskeln spannen
- Kreuz in den Boden drücken
- Gesäßmuskeln fest spannen
- das Becken leicht anheben
- ein Bein nach vorn strecken
- Spannung einen Augenblick halten
- das Bein zurückstellen
- langsam wieder zurücklegen
- Spannung lösen

Tipps und Fallen
- das Bein nicht nach oben strecken
- weiteratmen

 dehnen   drücken   stemmen

6. Übung

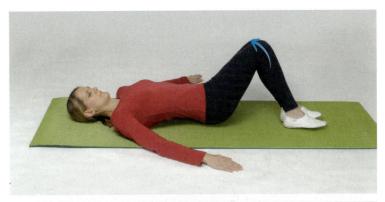

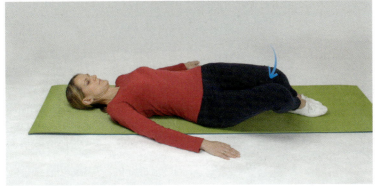

Ausgangsstellung
- Rückenlage
- Beine gebeugt
- Füße am Boden
- Arme gestreckt, leicht abgespreizt neben dem Körper
- Handflächen nach unten

Wiederholungen
- einige Male

Ausführung
- die gebeugten Beine vorsichtig zusammen nach rechts und links zur Seite senken
- wenn möglich beide Beine bis auf den Boden senken oder bis zur Schmerzgrenze

Tipps und Fallen
- beide Schultern bleiben am Boden

 Bewegungsrichtung spannen ▬▬ strecken

7. Übung

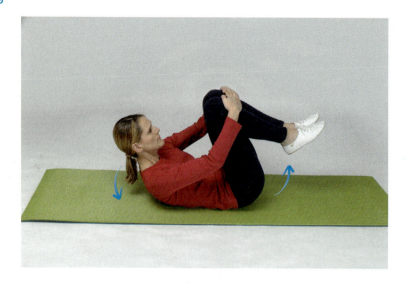

Ausgangsstellung
- Rückenlage
- Beine gebeugt
- Füße am Boden
- Arme neben dem Körper

Wiederholungen
- einige Male vor und zurück schaukeln

Ausführung
- beide Knie an den Bauch ziehen
- mit beiden Händen die Knie fassen
- bei Kniebeschwerden die Beine unter den Knien halten
- auf dem Rücken leicht schaukeln

Tipps und Fallen
- nur üben, wenn Sie bei dieser Übung keine Schmerzen haben
- sonst Kopf liegen lassen und beide Knie ruhig am Bauch halten (erholsame Dehnung für den Rücken)

KAPITEL 2
Übungstag 2

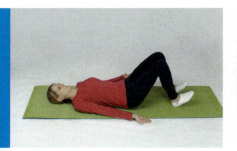
Übung 1

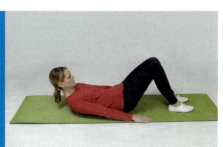
Übung 2

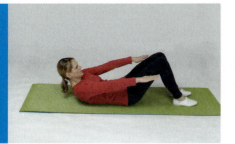
Übung 3

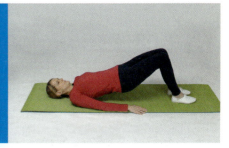
Übung 4

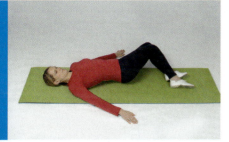
Übung 5

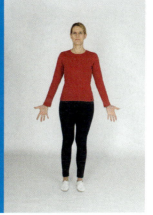
Übung 7

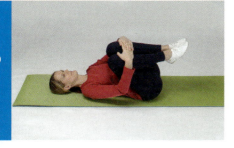
Übung 6

12   Übungstag 2

1. Übung

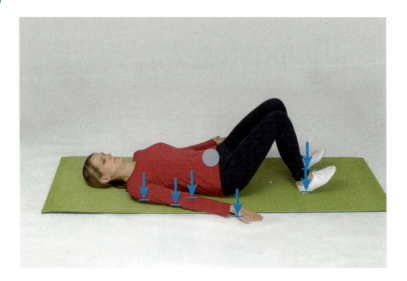

Ausgangsstellung
- Rückenlage
- Beine gebeugt
- Fersen am Boden
- Arme gestreckt, leicht abgespreizt neben dem Körper
- Handflächen nach oben

Wiederholungen
- 3 x

Ausführung
- Bauchmuskeln spannen
- Kreuz in den Boden drücken
- Fersen in den Boden drücken
- Arme und Hände in den Boden drücken
- Spannung halten, bis 10 zählen
- Spannung lösen, bis 5 zählen
- Übung wiederholen

Tipps und Fallen
- weiteratmen

➡ dehnen   ➡ drücken   ➡ stemmen

2. Übung

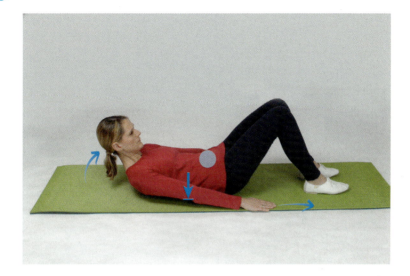

Ausgangsstellung
- Rückenlage
- Beine gebeugt
- Füße am Boden
- Arme gestreckt neben dem Körper
- Handflächen nach unten

Wiederholungen
- 3 x

Ausführung
- Bauchmuskeln spannen
- Kreuz in den Boden drücken
- Kopf anheben
- auf die Knie schauen
- Hände am Boden zu den Fersen schieben
- Spannung einen Augenblick halten
- langsam wieder zurücklegen
- Spannung lösen

Tipps und Fallen
- nicht zum Sitz hochkommen
- die Bauchmuskelspannung spüren

14 Übungstag 2

3. Übung

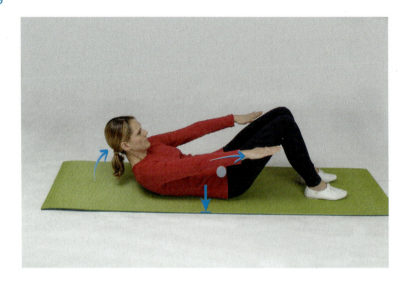

Ausgangsstellung
- Rückenlage
- Beine gebeugt
- Füße am Boden
- Arme gestreckt neben dem Körper
- Handflächen nach unten

Wiederholungen
- 3 x

Ausführung
- Bauchmuskeln spannen
- Kreuz in den Boden drücken
- Kopf und Oberkörper anheben
- Arme in Körperhöhe anheben
- Arme neben den Knien vorstrecken
- Spannung einen Augenblick halten
- langsam wieder zurücklegen
- Spannung lösen

Tipps und Fallen
- nicht zum Sitz hochkommen
- die Bauchmuskelspannung spüren

4. Übung

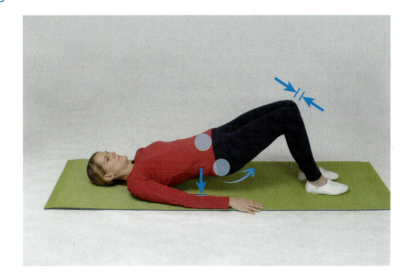

Ausgangsstellung
- Rückenlage
- Beine gebeugt
- Füße am Boden
- Arme gestreckt neben dem Körper
- Handflächen nach unten

Wiederholungen
- 3 x

Ausführung
- Bauchmuskeln spannen
- Kreuz in den Boden drücken
- Gesäßmuskeln fest spannen
- das Becken leicht anheben
- beide Knie schließen und zusammendrücken
- Spannung einen Augenblick halten
- langsam wieder zurücklegen
- Spannung lösen

Tipps und Fallen
- den Rücken nicht ins Hohlkreuz drücken
- weiteratmen

5. Übung

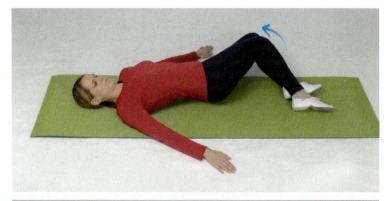

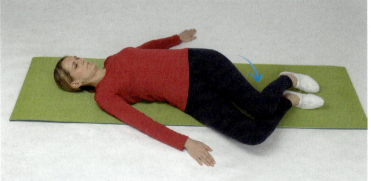

Ausgangsstellung
- Rückenlage
- Beine gebeugt
- Füße am Boden
- Arme gestreckt, leicht abgespreizt neben dem Körper
- Handflächen nach unten

Wiederholungen
- einige Male

Ausführung
- die gebeugten Beine vorsichtig zusammen nach rechts und links zur Seite senken
- wenn möglich, beide Beine bis auf den Boden senken oder bis zur Schmerzgrenze

Tipps und Fallen
- beide Schultern bleiben am Boden

6. Übung

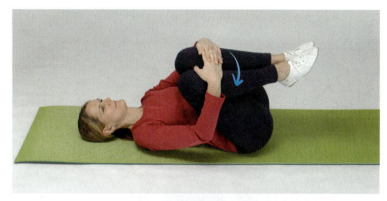

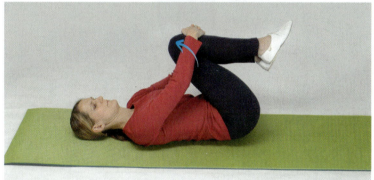

Ausgangsstellung
- Rückenlage
- Beine gebeugt
- Füße am Boden
- Arme neben dem Körper

Wiederholungen
- einige Male hin und her wiegen

Ausführung
- beide Knie an den Bauch ziehen
- mit beiden Händen die Knie fassen
- bei Kniebeschwerden die Beine unter den Knien halten
- auf dem Rücken leicht zur Seite nach rechts und links wiegen

Tipps und Fallen
- nicht zur Seite umfallen
- der Kopf bleibt liegen

 Bewegungsrichtung   ● spannen   strecken

7. Übung

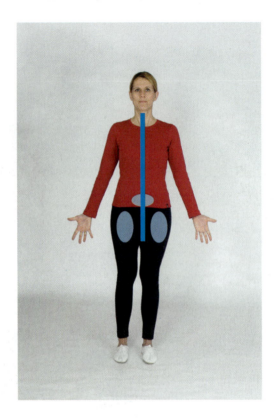

Ausgangsstellung
- Stand mit Haltungskontrolle
- Füße hüftbreit auseinander gestellt
- Zehen zeigen nach vorn

Wiederholungen
- 3 x

Ausführung
- Bauch- und Gesäßmuskeln spannen
- Beinmuskeln spannen
- Schultern etwas zurücknehmen
- Rücken strecken
- Arme nach außen drehen
- leicht vom Körper abspreizen
- Finger spreizen
- Kopf und Nacken lang herausstrecken
- Spannung halten, bis 10 zählen
- Spannung lösen

Tipps und Fallen
- Kopf nicht nach hinten beugen
- Kinn leicht zum Brustkorb ziehen
- weiteratmen

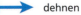 dehnen   drücken   stemmen

KAPITEL 3
Übungstag 3

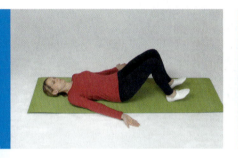
Übung 1

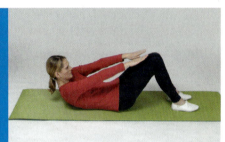
Übung 2

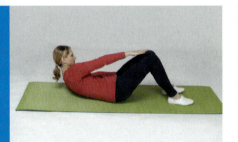
Übung 3

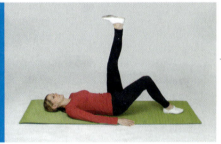
Übung 4

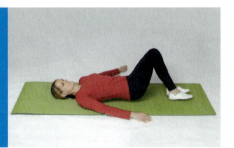
Übung 5

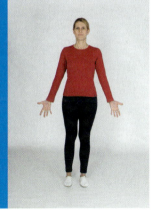
Übung 7

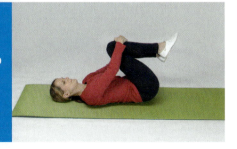
Übung 6

Übungstag 3

1. Übung

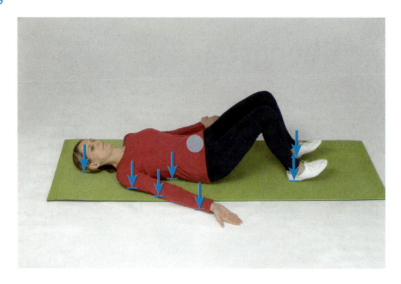

Ausgangsstellung
- Rückenlage
- Beine gebeugt
- Fersen am Boden
- Arme gestreckt, leicht abgespreizt neben dem Körper
- Handflächen nach oben

Wiederholungen
- 3 x

Ausführung
- Bauchmuskeln spannen
- Kreuz in den Boden drücken
- Fersen in den Boden drücken
- Arme und Hände in den Boden drücken
- heute dazu den Hinterkopf in den Boden drücken
- Spannung halten, bis 10 zählen
- Spannung lösen, bis 5 zählen
- Übung wiederholen

Tipps und Fallen
- weiteratmen

2. Übung

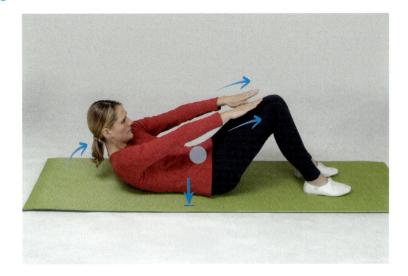

Ausgangsstellung
- Rückenlage
- Beine gebeugt
- Füße am Boden
- Arme gestreckt neben dem Körper
- Handflächen nach unten

Wiederholungen
- 3 x

Ausführung
- Bauchmuskeln spannen
- Kreuz in den Boden drücken
- beide Hände auf die Oberschenkel legen
- Kopf und Oberkörper anheben
- die Hände zu den Knien schieben
- Spannung einen Augenblick halten
- langsam wieder zurücklegen
- Spannung lösen

Tipps und Fallen
- nicht zum Sitz hochkommen
- weiteratmen

 Bewegungsrichtung spannen ▬ strecken

22 Übungstag 3

3. Übung

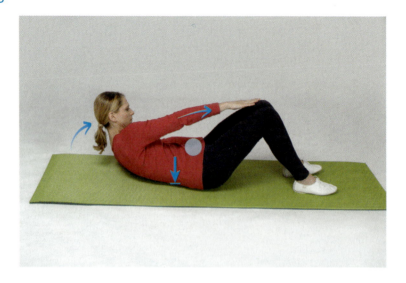

Ausgangsstellung
- Rückenlage
- Beine gebeugt
- Füße am Boden
- Arme gestreckt neben dem Körper
- Handflächen nach unten

Wiederholungen
- 2 x zu jedem Knie aufrichten

Ausführung
- Bauchmuskeln spannen
- Kreuz in den Boden drücken
- Kopf und Oberkörper anheben
- rechte Hand zum linken Knie führen
- Spannung einen Augenblick halten
- langsam wieder zurücklegen
- Spannung lösen
- linke Hand zum rechten Knie ebenso üben

Tipps und Fallen
- wenn es schwer fällt, den Kopf anzuheben, eine Hand unter den Kopf legen, den Kopf mit Unterstützung anheben

dehnen   drücken   stemmen

4. Übung

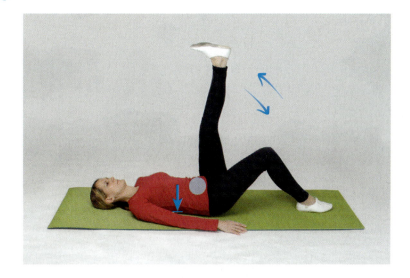

Ausgangsstellung
- Rückenlage
- ein Bein ist gebeugt
- das andere Bein nach oben strecken
- Arme gestreckt neben dem Körper

Wiederholungen
- 2 x jedes Bein zum Boden senken

Ausführung
- Bauchmuskeln spannen
- Kreuz in den Boden drücken
- das gestreckte Bein langsam mit Spannung zum Boden senken
- Spannung lösen
- das gestreckte Bein mit leichtem Schwung wieder nach oben anheben und langsam mit Spannung zum Boden senken
- Spannung lösen
- die Beine wechseln

Tipps und Fallen
- das Kreuz während der Übung fest am Boden halten
- weiteratmen

 Bewegungsrichtung   spannen   ▬▬▬ strecken

5. Übung

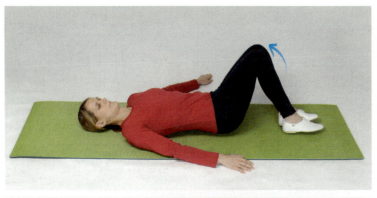

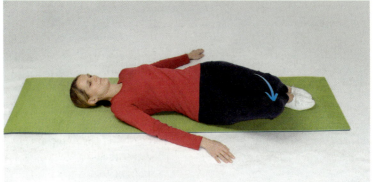

Ausgangsstellung
- Rückenlage
- Beine gebeugt
- Füße am Boden
- Arme gestreckt neben dem Körper

Wiederholungen
- einige Male

Ausführung
- mit der Ausatmung die gebeugten Beine vorsichtig zusammen nach links zur Seite senken
- mit der Einatmung die Beine zur Mittelstellung führen
- mit der Ausatmung die gebeugten Beine vorsichtig zusammen nach rechts zur Seite senken
- mit der Einatmung die Beine zur Mittelstellung führen

Tipps und Fallen
- die Bewegung der Atmung anpassen

6. Übung

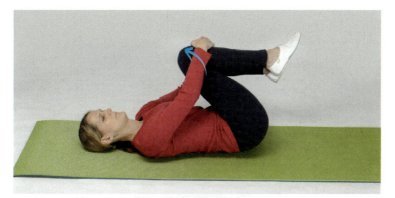

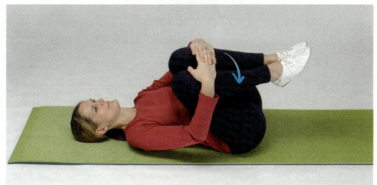

Ausgangsstellung
- Rückenlage
- Beine gebeugt
- Füße am Boden
- Arme neben dem Körper

Wiederholungen
- einige Male hin und her wiegen

Ausführung
- beide Knie an den Bauch ziehen
- mit beiden Händen die Knie fassen
- bei Kniebeschwerden die Beine unter den Knien halten
- auf dem Rücken leicht zur Seite nach rechts und links wiegen

Tipps und Fallen
- nicht zur Seite umfallen
- der Kopf bleibt liegen

7. Übung

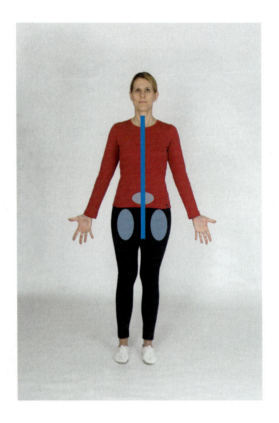

Ausgangsstellung
- Stand mit Haltungskontrolle
- Füße hüftbreit auseinander gestellt
- Zehen zeigen nach vorn

Wiederholungen
- 3 x

Ausführung
- Bauch- und Gesäßmuskeln spannen
- Beinmuskeln spannen
- Schultern etwas zurücknehmen
- Rücken strecken
- Arme nach außen drehen
- leicht vom Körper abspreizen
- Finger spreizen
- Kopf und Nacken leicht herausstrecken
- Spannung halten, bis 10 zählen
- Spannung lösen

Tipps und Fallen
- Kopf nicht nach hinten beugen
- Kinn leicht zum Brustkorb ziehen
- weiteratmen

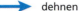 dehnen drücken stemmen

KAPITEL 4
Übungstag 4

Übung 1

Übung 2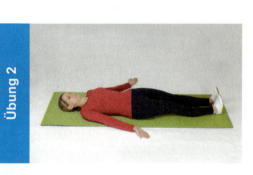

Übung 3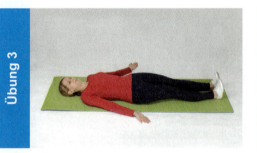

Übung 4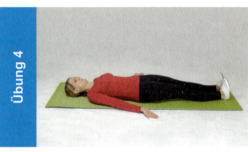

Übung 5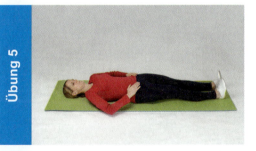

Übung 7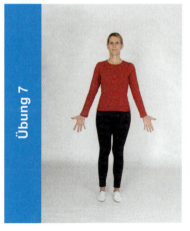

Übung 6

28 Übungstag 4

1. Übung

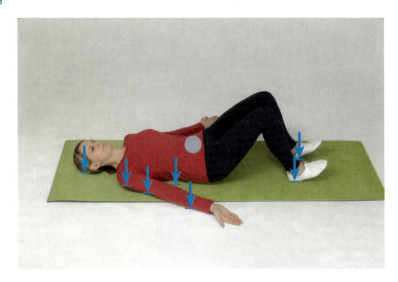

Ausgangsstellung
- Rückenlage
- Beine gebeugt
- Fersen am Boden
- Arme gestreckt, leicht abgespreizt neben dem Körper
- Handflächen nach oben

Wiederholungen
- 3 x

Ausführung
- Bauchmuskeln spannen
- Kreuz in den Boden drücken
- Fersen in den Boden drücken
- Arme und Hände in den Boden drücken
- Hinterkopf in den Boden drücken
- Spannung halten, bis 10 zählen
- Spannung lösen, bis 5 zählen
- Übung wiederholen

Tipps und Fallen
- weiteratmen

→ dehnen   → drücken   → stemmen

2. Übung

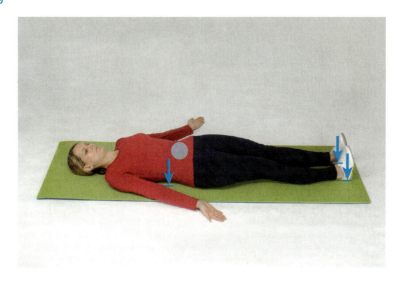

Ausgangsstellung
- Rückenlage
- beide Beine gestreckt
- Arme gestreckt neben dem Körper
- Handflächen nach oben

Wiederholungen
- 3 x

Ausführung
- Bauchmuskeln spannen
- Vorfüße anbeugen
- Kreuz in den Boden drücken
- Fersen in den Boden drücken
- Spannung halten, bis 10 zählen
- Spannung lösen, bis 5 zählen
- Übung wiederholen

Tipps und Fallen
- mit gestreckten Beinen lässt sich das Kreuz nicht ganz in den Boden drücken
- weiteratmen

3. Übung

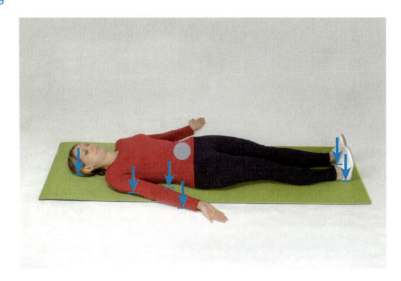

Ausgangsstellung
- Rückenlage
- beide Beine gestreckt
- Arme gestreckt neben dem Körper
- Handflächen nach oben

Wiederholungen
- 3 x

Ausführung
- Bauchmuskeln spannen
- Vorfüße anbeugen
- Kreuz in den Boden drücken
- Fersen in den Boden drücken
- Arme in den Boden drücken
- Hinterkopf in den Boden drücken
- Spannung halten, bis 10 zählen
- Spannung lösen, bis 5 zählen
- Übung wiederholen

Tipps und Fallen
- mit gestreckten Beinen lässt sich das Kreuz nicht ganz in den Boden drücken
- weiteratmen

dehnen　　drücken　　stemmen

4. Übung

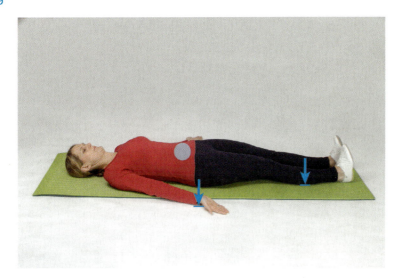

Ausgangsstellung
- Rückenlage
- beide Beine gestreckt
- Arme gestreckt neben dem Körper
- Handflächen nach oben

Wiederholungen
- je 2 x die Spannung über die Diagonale

Ausführung
- Bauchmuskeln spannen
- linken Vorfuß anbeugen
- linkes Bein in den Boden drücken
- rechten Arm in den Boden drücken
- Spannung halten, bis 10 zählen
- Spannung lösen, bis 5 zählen
- mit rechtem Bein und linkem Arm ebenso üben

Tipps und Fallen
- weiteratmen

 Bewegungsrichtung spannen   strecken

5. Übung

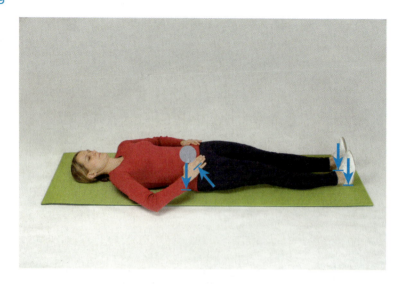

Ausgangsstellung
- Rückenlage
- beide Beine gestreckt
- beide Hände gegen das Becken legen
- die Finger zeigen zu den Beinen

Wiederholungen
- 3 x

Ausführung
- Bauchmuskeln spannen
- Ellbogen in Körperhöhe anheben
- Kreuz in den Boden drücken
- Fersen in den Boden drücken
- beide Hände gegen das Becken drücken
- Spannung halten, bis 10 zählen
- Spannung lösen, bis 5 zählen
- Übung wiederholen

Tipps und Fallen
- weiteratmen

6. Übung

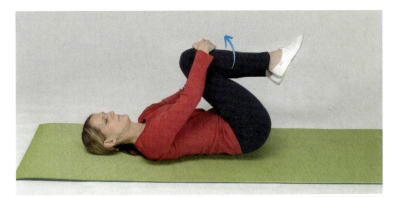

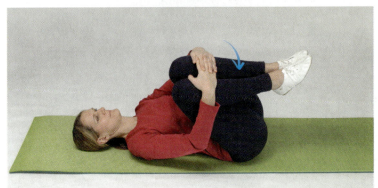

Ausgangsstellung
- Rückenlage
- Beine gebeugt
- Füße am Boden
- Arme neben dem Körper

Wiederholungen
- einige Male hin und her wiegen

Ausführung
- beide Knie an den Bauch ziehen
- mit beiden Händen die Knie fassen
- bei Kniebeschwerden die Beine unter den Knien halten
- auf dem Rücken leicht zur Seite nach rechts und links wiegen

Tipps und Fallen
- nicht zur Seite umfallen
- der Kopf bleibt liegen

 Bewegungsrichtung   spannen strecken

7. Übung

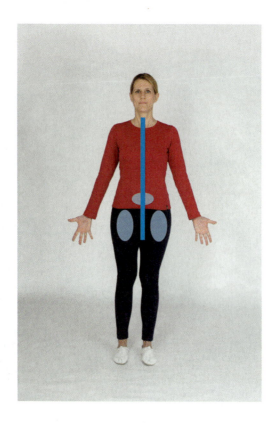

Ausgangsstellung
- Stand mit Haltungskontrolle
- Füße hüftbreit auseinander gestellt
- Zehen zeigen nach vorn

Wiederholungen
- 3 x

Ausführung
- Bauch- und Gesäßmuskeln spannen
- Beinmuskeln spannen
- Schultern etwas zurücknehmen
- Rücken strecken
- Arme nach außen drehen
- leicht vom Körper abspreizen
- Finger spreizen
- Kopf und Nacken lang herausstrecken
- Spannung halten, bis 10 zählen
- Spannung lösen

Tipps und Fallen
- Kopf nicht nach hinten beugen
- Kinn leicht zum Brustkorb ziehen
- weiteratmen

 dehnen   drücken   stemmen

KAPITEL 5
Übungstag 5

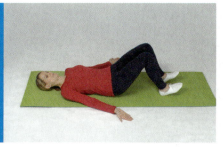
Übung 1

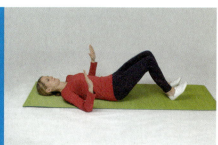
Übung 2

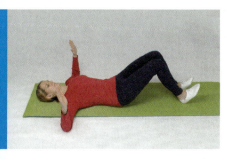
Übung 3

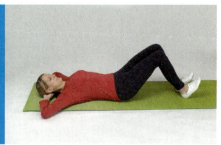
Übung 4

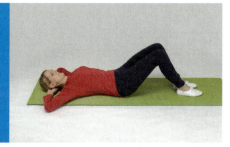
Übung 5

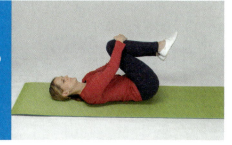
Übung 6

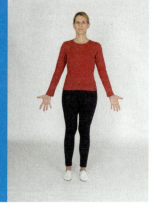
Übung 7

1. Übung

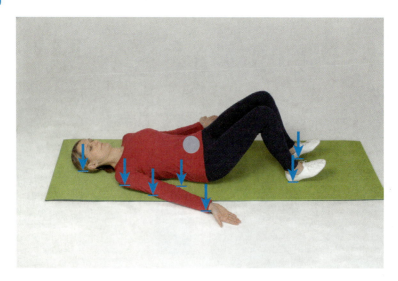

Ausgangsstellung
- Rückenlage
- Beine gebeugt
- Fersen am Boden
- Arme gestreckt, leicht abgespreizt neben dem Körper
- Handflächen nach oben

Wiederholungen
- 3 x

Ausführung
- Bauchmuskeln spannen
- Kreuz in den Boden drücken
- Fersen in den Boden drücken
- Arme und Hände in den Boden drücken
- Hinterkopf in den Boden drücken
- Spannung halten, bis 10 zählen
- Spannung lösen, bis 5 zählen
- Übung wiederholen

Tipps und Fallen
- weiteratmen

dehnen   drücken   stemmen

2. Übung

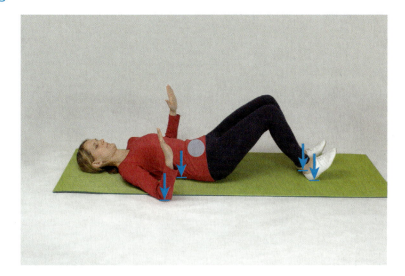

Ausgangsstellung
- Rückenlage
- Beine gebeugt
- Fersen am Boden
- Arme gestreckt, leicht abgespreizt neben dem Körper

Wiederholungen
- 3 x

Ausführung
- Bauchmuskeln spannen
- Ellbogen beugen, Unterarme senkrecht stellen
- Kreuz in den Boden drücken
- Fersen in den Boden drücken
- Ellbogen in den Boden drücken
- Spannung halten, bis 10 zählen
- Spannung lösen, bis 5 zählen
- Übung wiederholen

Tipps und Fallen
- Hände bleiben locker, keine Faust machen
- weiteratmen
- Spannung halten

 Bewegungsrichtung spannen strecken

38 Übungstag 5

3. Übung

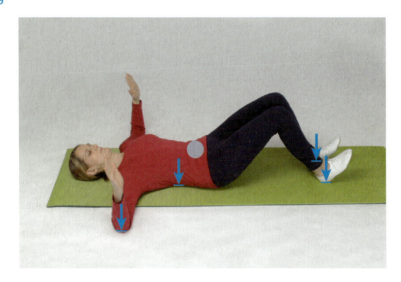

Ausgangsstellung
- Rückenlage
- Beine gebeugt
- Fersen am Boden
- Arme gestreckt in Schulterhöhe legen

Wiederholungen
- 3 x

Ausführung
- Bauchmuskeln spannen
- Ellbogen beugen, Unterarme senkrecht stellen
- Kreuz in den Boden drücken
- Fersen in den Boden drücken
- Ellbogen in den Boden drücken
- Spannung halten, bis 10 zählen
- Spannung lösen, bis 5 zählen
- Übung wiederholen

Tipps und Fallen
- Hände bleiben locker, keine Faust machen
- weiteratmen
- Spannung halten

→ dehnen →| drücken |→ stemmen

Übungstag 5

4. Übung

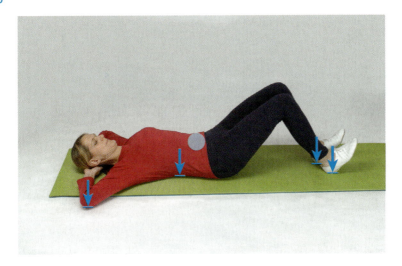

Ausgangsstellung
- Rückenlage
- Beine gebeugt
- Fersen am Boden
- Hände unter dem Kopf

Wiederholungen
- 3 x

Ausführung
- Bauchmuskeln spannen
- Kreuz in den Boden drücken
- Fersen in den Boden drücken
- Ellbogen in den Boden drücken
- Spannung halten, bis 10 zählen
- Spannung lösen, bis 5 zählen
- Übung wiederholen

Tipps und Fallen
- wenn die Ellbogen den Boden nicht berühren, die Arme langsam nur bis zur Schmerzgrenze dehnen
- weiteratmen
- Spannung halten

 Bewegungsrichtung   spannen ▬ strecken

5. Übung

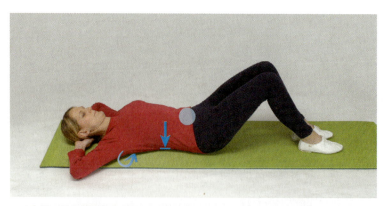

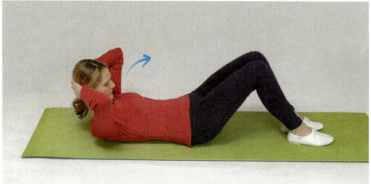

Ausgangsstellung
- Rückenlage
- Beine gebeugt
- Füße am Boden
- Hände unter dem Kopf

Wiederholungen
- 3 x

Ausführung
- Schulterblätter an die Wirbelsäule ziehen, spüren, wie der Rücken hohl wird
- nun Bauchmuskeln spannen
- Kreuz in den Boden drücken
- Spannung ein paar Sekunden halten
- die Spannung lösen
- Kopf mit den Händen nach vorn in Richtung Brust ziehen
- dabei die Nackenmuskulatur leicht dehnen
- Kopf langsam zurücklegen
- Spannung lösen

Tipps und Fallen
- den Kopf mit seinem ganzen Gewicht in die Hände geben
- vorsichtig dehnen
- weiteratmen

 dehnen   drücken   stemmen

6. Übung

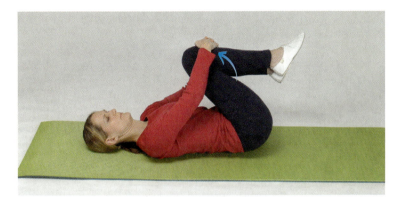

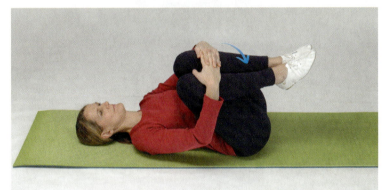

Ausgangsstellung
- Rückenlage
- Beine gebeugt
- Füße am Boden
- Arme neben dem Körper

Wiederholungen
- einige Male hin und her wiegen

Ausführung
- beide Knie an den Bauch ziehen
- mit beiden Händen die Knie fassen
- bei Kniebeschwerden die Beine unter den Knien halten
- auf dem Rücken leicht zur Seite nach rechts und links wiegen

Tipps und Fallen
- nicht zur Seite umfallen
- der Kopf bleibt liegen

7. Übung

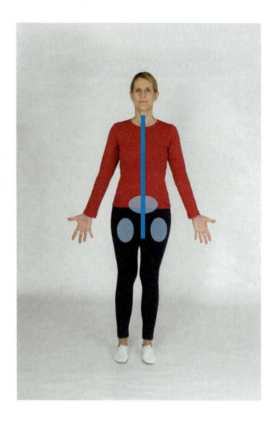

Ausgangsstellung
- Stand mit Haltungskontrolle
- Füße hüftbreit auseinander gestellt
- Zehen zeigen nach vorn

Wiederholungen
- 3 x

Ausführung
- Bauch- und Gesäßmuskeln spannen
- Beinmuskeln spannen
- Schultern etwas zurücknehmen
- Rücken strecken
- Arme nach außen drehen
- leicht vom Körper abspreizen
- Finger spreizen
- Kopf und Nacken lang herausstrecken
- Spannung halten, bis 10 zählen
- Spannung lösen

Tipps und Fallen
- Kopf nicht nach hinten beugen
- Kinn leicht zum Brustkorb ziehen
- weiteratmen

 dehnen   drücken   stemmen

KAPITEL 6
Übungstag 6

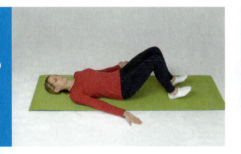
Übung 1

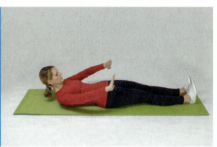
Übung 2

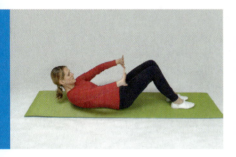
Übung 3

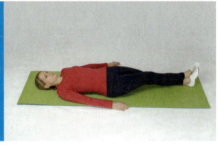
Übung 4

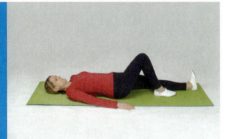
Übung 5

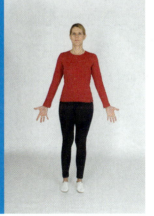
Übung 7

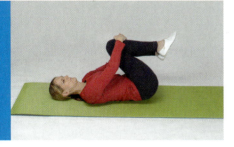
Übung 6

44 Übungstag 6

1. Übung

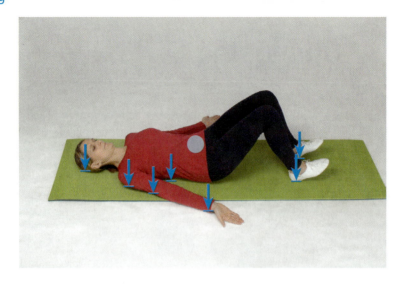

Ausgangsstellung
- Rückenlage
- Beine gebeugt
- Fersen am Boden
- Arme gestreckt, leicht abgespreizt neben dem Körper
- Handflächen nach oben

Wiederholungen
- 3 x

Ausführung
- Bauchmuskeln spannen
- Kreuz in den Boden drücken
- Fersen in den Boden drücken
- Arme und Hände in den Boden drücken
- Hinterkopf in den Boden drücken
- Spannung halten, bis 10 zählen
- Spannung lösen, bis 5 zählen
- Übung wiederholen

Tipps und Fallen
- weiteratmen

 dehnen   drücken   stemmen

2. Übung

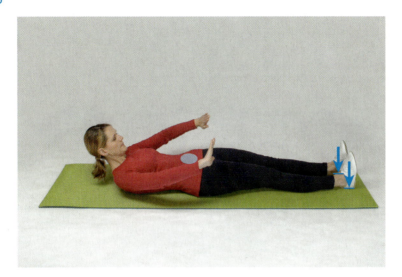

Ausgangsstellung
- Rückenlage
- Beine gestreckt
- Arme gestreckt neben dem Körper

Wiederholungen
- 3 x

Ausführung
- Bauchmuskeln spannen
- Hände in Richtung Unterarme ziehen
- Vorfüße anbeugen
- Fersen in den Boden drücken
- Kopf anheben, auf die Füße schauen
- Arme in Körperhöhe anheben und vorstrecken
- Spannung halten, bis 10 zählen
- Spannung lösen, bis 5 zählen
- Übung wiederholen

Tipps und Fallen
- nicht zum Sitz hochkommen
- die Bauchmuskelspannung spüren

Bewegungsrichtung   spannen   strecken

3. Übung

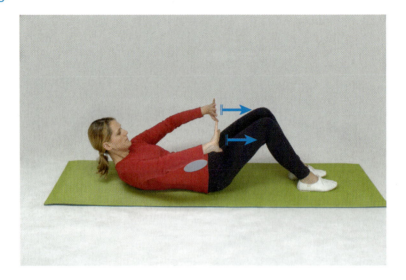

Ausgangsstellung
- Rückenlage
- Beine leicht gebeugt
- Füße am Boden
- Arme gestreckt neben dem Körper

Wiederholungen
- 3 x

Ausführung
- Bauchmuskeln spannen
- Hände in Richtung Unterarme ziehen und zum Körper drehen
- Finger spreizen
- Ellbogen zeigen nach außen und bleiben gebeugt
- Kopf anheben
- auf die Knie schauen
- Arme in Körperhöhe anheben
- Handballen neben den Beinen nach vorne stemmen
- Spannung einen Augenblick halten
- Spannung lösen
- Kopf und Arme langsam zurücklegen

Tipps und Fallen
- die Arme nicht bewegen
- die Spannung setzen, indem man sich vorstellt, beide Hände gegen eine Wand zu drücken
- weiteratmen

 dehnen   drücken    stemmen

4. Übung

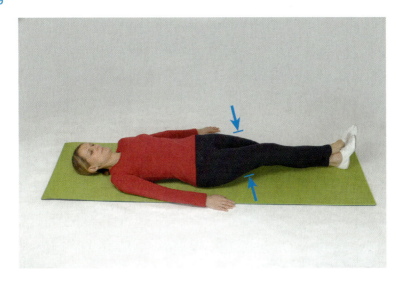

Ausgangsstellung
- Rückenlage
- Beine gestreckt
- Arme gestreckt neben dem Körper

Wiederholungen
- 2 x mit jedem Bein üben

Ausführung
- ein Bein auf das andere legen
- das obere Bein drückt auf das untere Bein
- das untere Bein drückt gegen das obere Bein
- Spannung einen Augenblick halten
- Spannung lösen

Tipps und Fallen
- weiteratmen

Übungstag 6

5. Übung

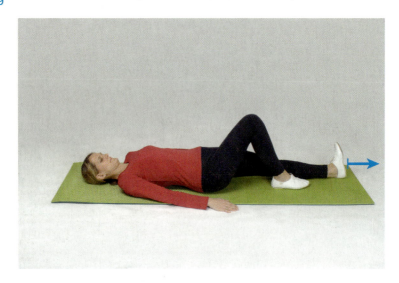

Ausgangsstellung
- Rückenlage
- rechtes Bein gebeugt, Fuß am Boden
- linkes Bein gestreckt
- Arme gestreckt neben dem Körper

Wiederholungen
- 2 x mit jedem Bein üben

Ausführung
Dehnübung
- Vorfuß vom gestreckten Bein anbeugen
- mit der Einatmung die Ferse des gestreckten Beines am Boden nach unten herausdehnen
- mit der Ausatmung das Bein zurück gleiten lassen
- Beine wechseln

Tipps und Fallen
- das Bein am Boden herausdehnen
- die Bewegung der Atmung anpassen

 dehnen   drücken  stemmen

6. Übung

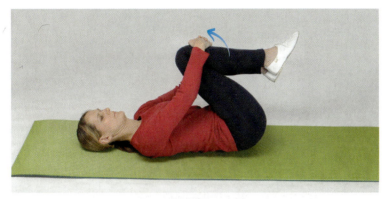

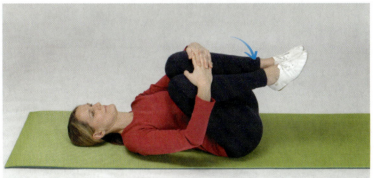

Ausgangsstellung
- Rückenlage
- Beine gebeugt
- Füße am Boden
- Arme neben dem Körper

Wiederholungen
- einige Male hin und her wiegen

Ausführung
- beide Knie an den Bauch ziehen
- mit beiden Händen die Knie fassen
- bei Kniebeschwerden die Beine unter den Knien halten
- auf dem Rücken leicht zur Seite nach rechts und links wiegen

Tipps und Fallen
- nicht zur Seite umfallen
- der Kopf bleibt liegen

7. Übung

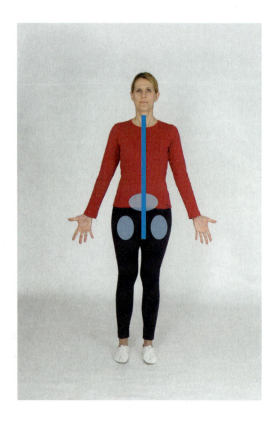

Ausgangsstellung
- Stand mit Haltungskontrolle
- Füße hüftbreit auseinander gestellt
- Zehen zeigen nach vorn

Wiederholungen
- 3 x

Ausführung
- Bauch- und Gesäßmuskeln spannen
- Beinmuskeln spannen
- Schultern etwas zurücknehmen
- Rücken strecken
- Arme nach außen drehen
- leicht vom Körper abspreizen
- Finger spreizen
- Kopf und Nacken lang herausstrecken
- Spannung halten, bis 10 zählen
- Spannung lösen

Tipps und Fallen
- Kopf nicht nach hinten beugen
- Kinn leicht zum Brustkorb ziehen
- weiteratmen

 dehnen   drücken   stemmen

KAPITEL 7
Übungstag 7

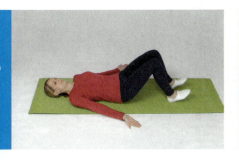
Übung 1

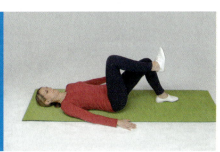
Übung 2

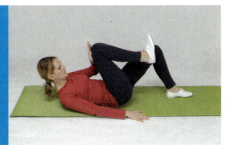
Übung 3

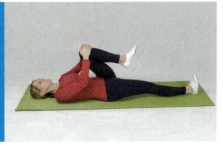
Übung 4

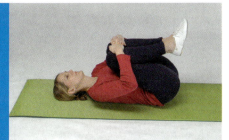
Übung 5

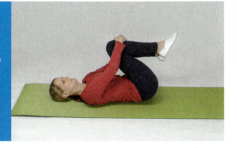
Übung 6

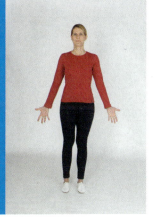
Übung 7

1. Übung

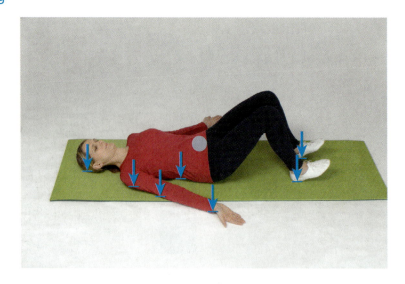

Ausgangsstellung
- Rückenlage
- Beine gebeugt
- Fersen am Boden
- Arme gestreckt, leicht abgespreizt neben dem Körper
- Handflächen nach oben

Wiederholungen
- 3 x

Ausführung
- Bauchmuskeln spannen
- Kreuz in den Boden drücken
- Fersen in den Boden drücken
- Arme und Hände in den Boden drücken
- Hinterkopf in den Boden drücken
- Spannung halten, bis 10 zählen
- Spannung lösen, bis 5 zählen
- Übung wiederholen

Tipps und Fallen
- weiteratmen

 dehnen   drücken   stemmen

2. Übung

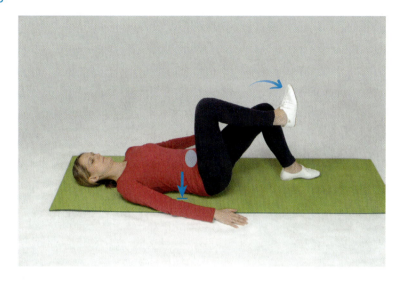

Ausgangsstellung
- Rückenlage
- Beine leicht gebeugt
- Füße am Boden
- Arme gestreckt neben dem Körper

Wiederholungen
- 2 x mit jedem Bein üben

Ausführung
- rechtes Bein an den Bauch heranbeugen
- Bauchmuskeln spannen
- Kreuz in den Boden drücken
- das rechte Bein gebeugt langsam in die Ausgangsstellung zurückstellen

Tipps und Fallen
- das Kreuz am Boden halten
- weiteratmen

3. Übung

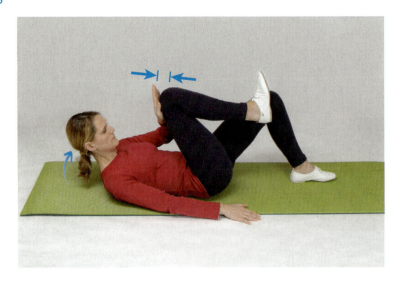

Ausgangsstellung
- Rückenlage
- Beine leicht gebeugt
- Füße am Boden
- Arme gestreckt neben dem Körper

Wiederholungen
- 2 x mit jedem Bein üben

Ausführung
- rechtes Bein an den Bauch heranbeugen
- Kopf anheben
- linke Hand auf den rechten Oberschenkel legen
- das Bein gegen Widerstand wegdrücken wollen
- Spannung einen Augenblick halten
- Spannung lösen
- Kopf langsam zurücklegen
- rechtes Bein langsam in die Ausgangsstellung zurückstellen

Tipps und Fallen
- unbedingt weiteratmen
- fällt es schwer, den Kopf zu halten, mit der rechten Hand den Kopf anheben

4. Übung

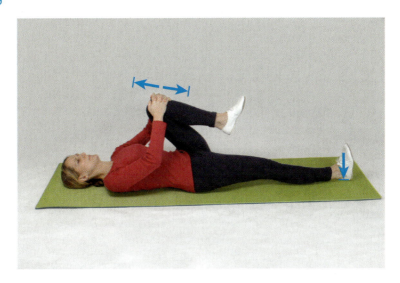

Ausgangsstellung
- Rückenlage
- beide Beine gestreckt
- Arme gestreckt neben dem Körper

Wiederholungen
- 2 x mit jedem Bein üben

Ausführung
- rechten Vorfuß anbeugen
- die Ferse fest in den Boden drücken
- linkes Bein an den Bauch heranbeugen
- mit den Händen festhalten
- nun das linke Bein gegen den Widerstand der Hände strecken wollen
- Spannung einen Augenblick halten
- Spannung lösen
- linkes Bein zum Boden strecken

Tipps und Fallen
- unbedingt weiteratmen
- der Kopf bleibt am Boden

5. Übung

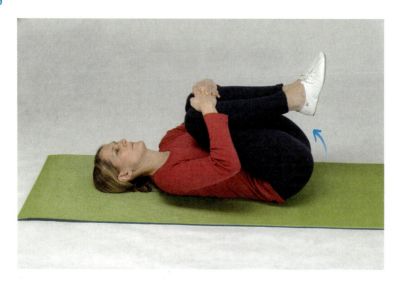

Ausgangsstellung
- Rückenlage
- Beine gebeugt
- Füße am Boden
- Arme gestreckt neben dem Körper

Wiederholungen
- 3 x

Ausführung
Dehnübung
- beide Knie an den Bauch heranbeugen
- mit den Händen umfassen
- mit der Ausatmung beide Knie an die Brust heranziehen
- einen Augenblick diese Position halten
- weiteratmen
- die Spannung lösen, die Hände lösen, die Beine nacheinander mit Bauchmuskelspannung zurückstellen

Tipps und Fallen
- bei Kniebeschwerden die Beine unter den Knien halten

6. Übung

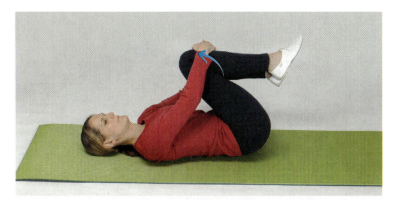

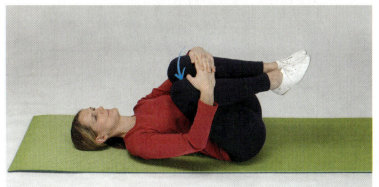

Ausgangsstellung
- Rückenlage
- Beine gebeugt
- Füße am Boden
- Arme neben dem Körper

Wiederholungen
- einige Male hin und her wiegen

Ausführung
- beide Knie an den Bauch ziehen
- mit beiden Händen die Knie fassen
- bei Kniebeschwerden die Beine unter den Knien halten
- auf dem Rücken leicht zur Seite nach rechts und links wiegen

Tipps und Fallen
- nicht zur Seite umfallen
- der Kopf bleibt liegen

7. Übung

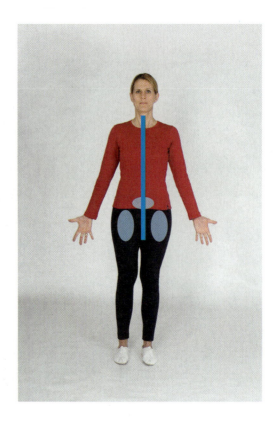

Ausgangsstellung
- Stand mit Haltungskontrolle
- Füße hüftbreit auseinander gestellt
- Zehen zeigen nach vorn

Wiederholungen
- 3 x

Ausführung
- Bauch- und Gesäßmuskeln spannen
- Beinmuskeln spannen
- Schultern etwas zurücknehmen
- Rücken strecken
- Arme nach außen drehen
- leicht vom Körper abspreizen
- Finger spreizen
- Kopf und Nacken lang herausstrecken
- Spannung halten, bis 10 zählen
- Spannung lösen

Tipps und Fallen
- Kopf nicht nach hinten beugen
- Kinn leicht zum Brustkorb ziehen
- weiteratmen

 dehnen   drücken   stemmen

KAPITEL 8
Übungstag 8

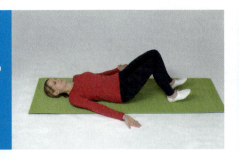
Übung 1

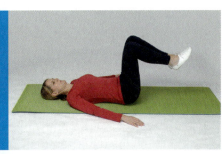
Übung 2

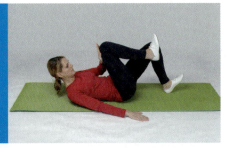
Übung 3

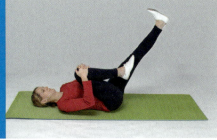
Übung 4

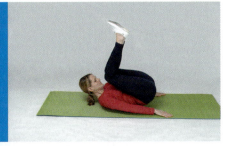
Übung 5

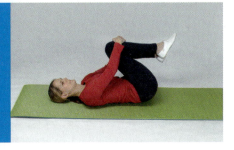
Übung 7

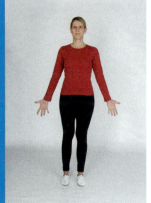
Übung 6

1. Übung

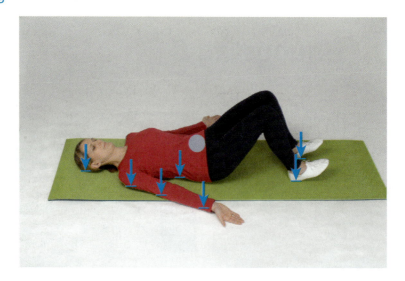

Ausgangsstellung
- Rückenlage
- Beine gebeugt
- Fersen am Boden
- Arme gestreckt, leicht abgespreizt neben dem Körper
- Handflächen nach oben

Wiederholungen
- 3 x

Ausführung
- Bauchmuskeln spannen
- Kreuz in den Boden drücken
- Fersen in den Boden drücken
- Arme und Hände in den Boden drücken
- Hinterkopf in den Boden drücken
- Spannung halten, bis 10 zählen
- Spannung lösen, bis 5 zählen
- Übung wiederholen

Tipps und Fallen
- weiteratmen

2. Übung

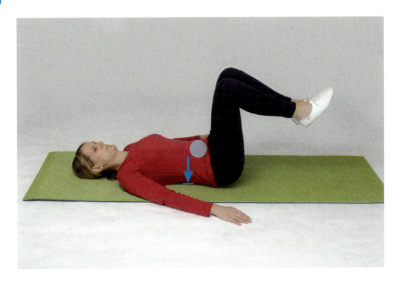

Ausgangsstellung
- Rückenlage
- Beine leicht gebeugt
- Füße am Boden
- Arme gestreckt neben dem Körper

Wiederholungen
- 3 x

Ausführung
- beide Knie an den Bauch heranbeugen
- Bauchmuskeln spannen
- das Kreuz fest in den Boden drücken
- nun beide Beine gebeugt langsam in die Ausgangsstellung zurücksenken
- löst sich das Kreuz vom Boden, die Beine nacheinander zurückstellen

Tipps und Fallen
- während der Übung muss das Kreuz am Boden bleiben
- weiteratmen

3. Übung

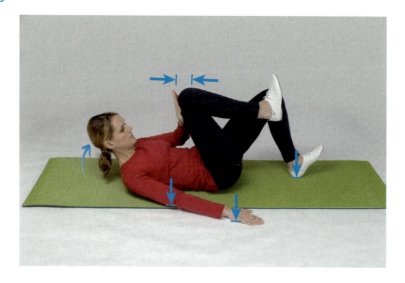

Ausgangsstellung
- Rückenlage
- Beine leicht gebeugt
- Fersen am Boden
- Arme gestreckt neben dem Körper

Wiederholungen
- 2 x mit jedem Beim üben

Ausführung
- linken Vorfuß anbeugen, Ferse steht am Boden
- Kopf anheben
- rechtes Bein an den Bauch heranbeugen
- linke Hand auf den rechten Oberschenkel legen
- das Bein gegen Widerstand wegdrücken wollen
- gleichzeitig die linke Ferse und den rechten Arm in den Boden drücken
- Spannung einen Augenblick halten
- Spannung lösen
- Kopf langsam zurücklegen
- rechtes Bein langsam in die Ausgangsstellung zurückstellen

Tipps und Fallen
- weiteratmen

 dehnen  drücken  stemmen

4. Übung

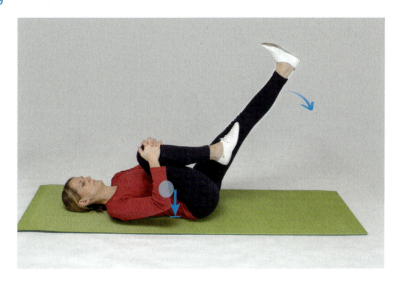

Ausgangsstellung
- Rückenlage
- Beine leicht gebeugt
- Füße am Boden
- Arme gestreckt neben dem Körper

Wiederholungen
- 2 x mit jedem Bein üben

Ausführung
- ein Bein an den Bauch heranbeugen
- mit den Händen das Knie umfassen
- bei Kniebeschwerden das Bein unter dem Knie halten
- das andere Bein nach oben strecken
- das Kreuz fest in den Boden drücken
- das gestreckte Bein langsam zum Boden senken, Spannung lösen
- das gestreckte Bein mit leichtem Schwung wieder nach oben strecken

Tipps und Fallen
- während der Übung muss das Kreuz am Boden bleiben
- weiteratmen

 Bewegungsrichtung   spannen   ▬ strecken

5. Übung

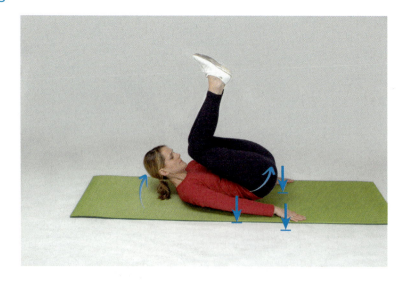

Ausgangsstellung
- Rückenlage
- Beine leicht gebeugt
- Füße am Boden
- Arme gestreckt neben dem Körper
- Handflächen nach unten

Wiederholungen
- 3 x

Ausführung
Dehnübung
- beide Beine an den Bauch heranbeugen
- mit den Armen am Boden abstützen
- nun das Gesäß ohne Schwung etwas vom Boden abrollen
- den Kopf in Richtung Knie anheben
- langsam wieder zurückrollen
- den Kopf zurücklegen
- Spannung lösen

Tipps und Fallen
- weiteratmen
- nicht zu stark mit den Armen abstützen

→ dehnen   →| drücken |→ stemmen

6. Übung

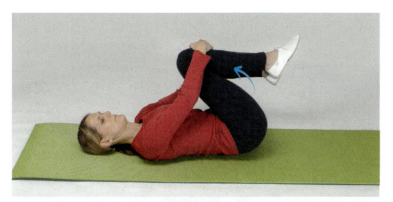

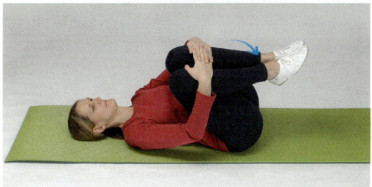

Ausgangsstellung
- Rückenlage
- Beine gebeugt
- Füße am Boden
- Arme neben dem Körper

Wiederholungen
- einige Male hin und her wiegen

Ausführung
- beide Knie an den Bauch ziehen
- mit beiden Händen die Knie fassen
- bei Kniebeschwerden die Beine unter den Knien halten
- auf dem Rücken leicht zur Seite nach rechts und links wiegen

Tipps und Fallen
- nicht zur Seite umfallen
- der Kopf bleibt liegen

7. Übung

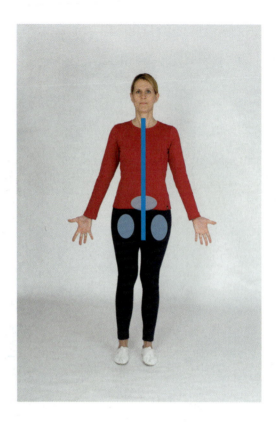

Ausgangsstellung
- Stand mit Haltungskontrolle
- Füße hüftbreit auseinander gestellt
- Zehen zeigen nach vorn

Wiederholungen
- 3 x

Ausführung
- Bauch- und Gesäßmuskeln spannen
- Beinmuskeln spannen
- Schultern etwas zurücknehmen
- Rücken strecken
- Arme nach außen drehen
- leicht vom Körper abspreizen
- Finger spreizen
- Kopf und Nacken lang herausstrecken
- Spannung halten, bis 10 zählen
- Spannung lösen

Tipps und Fallen
- Kopf nicht nach hinten beugen
- Kinn leicht zum Brustkorb ziehen
- weiteratmen

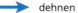 dehnen   drücken   stemmen

KAPITEL 9
Übungstag 9

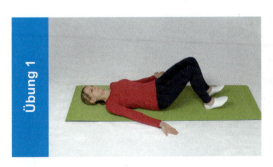
Übung 1

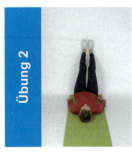
Übung 2

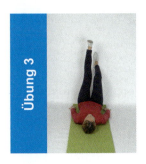
Übung 3

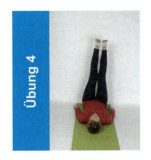
Übung 4

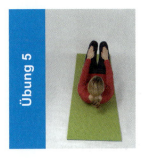
Übung 5

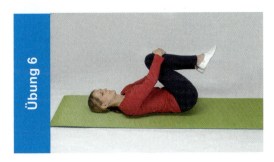
Übung 6

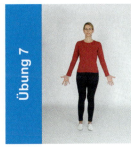
Übung 7

68 Übungstag 9

1. Übung

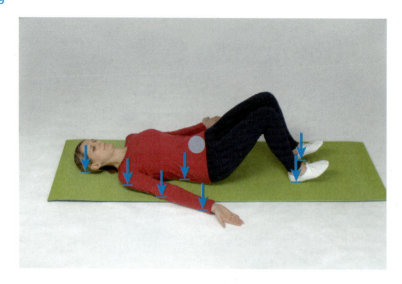

Ausgangsstellung
- Rückenlage
- Beine gebeugt
- Fersen am Boden
- Arme gestreckt, leicht abgespreizt neben dem Körper
- Handflächen nach oben

Wiederholungen
- 3 x

Ausführung
- Bauchmuskeln spannen
- Kreuz in den Boden drücken
- Fersen in den Boden drücken
- Arme und Hände in den Boden drücken
- Hinterkopf in den Boden drücken
- Spannung halten, bis 10 zählen
- Spannung lösen, bis 5 zählen
- Übung wiederholen

Tipps und Fallen
- weiteratmen

 dehnen   drücken   stemmen

2. Übung

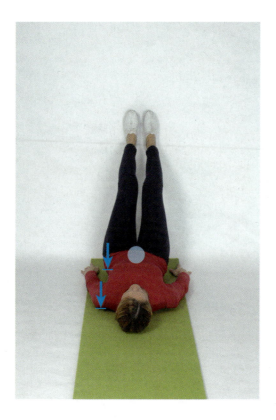

Ausgangsstellung
- Rückenlage
- Füße an eine Wand hoch stellen
- Knie leicht gebeugt
- Arme gestreckt neben dem Körper

Wiederholungen
- 3 x

Ausführung
- mit der Ausatmung das Kreuz und den Brustkorb in den Boden drücken
- die Spannung einen Augenblick halten und weiteratmen
- mit der Einatmung die Spannung lösen

Tipps und Fallen
- während der Spannung die Luft nicht anhalten, immer weiteratmen

3. Übung

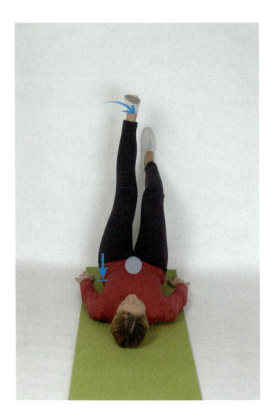

Ausgangsstellung
- Rückenlage
- Füße an eine Wand hochstellen
- Knie leicht gebeugt
- Arme gestreckt neben dem Körper

Wiederholungen
- 4 x mit jedem Bein üben

Ausführung
- Bauchmuskeln spannen
- Kreuz in den Boden drücken
- ein Bein von der Wand abheben
- Kreuz am Boden halten
- das Bein langsam an die Wand zurückstellen, dabei bis 4 zählen

Tipps und Fallen
- langsam zählen
- Kreuz am Boden halten
- weiteratmen

dehnen   drücken   stemmen

4. Übung

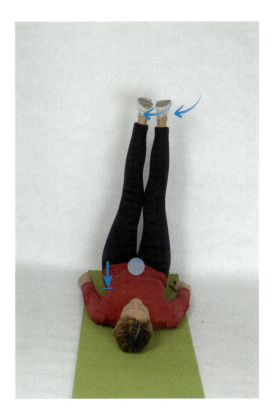

Ausgangsstellung
- Rückenlage
- Füße an eine Wand hochstellen
- Knie leicht gebeugt
- Arme gestreckt neben dem Körper

Wiederholungen
- 3 x

Ausführung
- Bauchmuskeln spannen
- Kreuz in den Boden drücken
- beide Beine von der Wand abheben
- Kreuz am Boden halten
- die Beine langsam an die Wand zurückstellen, dabei bis 4 zählen

Tipps und Fallen
- langsam zählen
- Kreuz am Boden halten
- weiteratmen

 Bewegungsrichtung   spannen   ▬ strecken

5. Übung

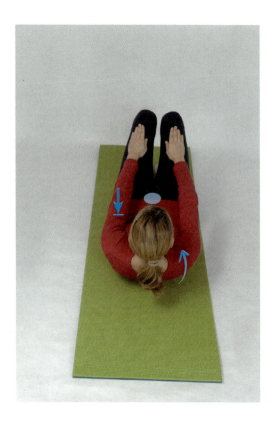

Ausgangsstellung
- etwas von der Wand wegrutschen
- Rückenlage
- Beine leicht gebeugt
- Füße am Boden
- Arme gestreckt neben dem Körper

Wiederholungen
- 3 x

Ausführung
- Bauchmuskeln spannen
- Kreuz in den Boden drücken
- Kopf und Oberkörper anheben
- beide Hände zu den Knien führen
- Spannung einen Augenblick halten
- langsam wieder zurücklegen
- Spannung lösen

Tipps und Fallen
- den Oberkörper ohne Schwung nach vorn aufrichten
- weiteratmen

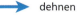 dehnen   drücken   stemmen

6. Übung

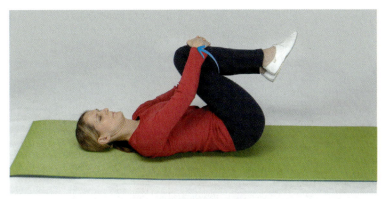

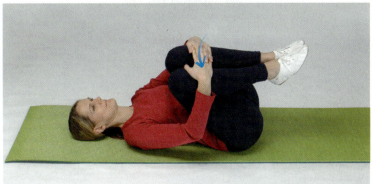

Ausgangsstellung
- Rückenlage
- Beine gebeugt
- Fersen am Boden
- Arme neben dem Körper

Wiederholungen
- einige Male hin und her wiegen

Ausführung
- beide Knie an den Bauch ziehen
- mit beiden Händen die Knie fassen
- bei Kniebeschwerden die Beine unter den Knien halten
- auf dem Rücken leicht zur Seite nach rechts und links wiegen

Tipps und Fallen
- nicht zur Seite umfallen
- der Kopf bleibt liegen

 Bewegungsrichtung spannen ▬ strecken

7. Übung

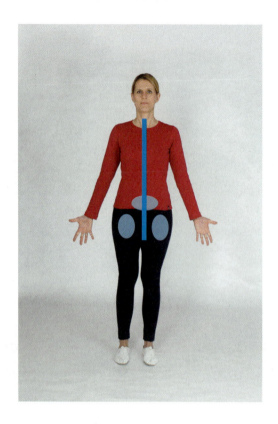

Ausgangsstellung
- Stand mit Haltungskontrolle
- Füße hüftbreit auseinander gestellt
- Zehen zeigen nach vorn

Wiederholungen
- 3 x

Ausführung
- Bauch- und Gesäßmuskeln spannen
- Beinmuskeln spannen
- Schultern etwas zurücknehmen
- Rücken strecken
- Arme nach außen drehen
- leicht vom Körper abspreizen
- Finger spreizen
- Kopf und Nacken lang herausstrecken
- Spannung halten, bis 10 zählen
- Spannung lösen

Tipps und Fallen
- Kopf nicht nach hinten beugen
- Kinn leicht zum Brustkorb ziehen
- weiteratmen

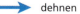 dehnen   drücken    stemmen

KAPITEL
10 Übungstag 10

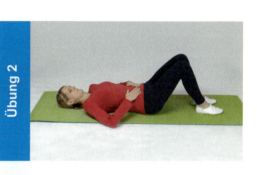
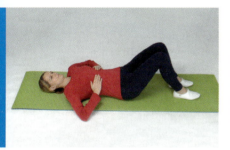

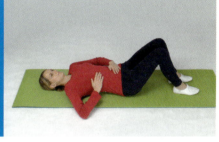
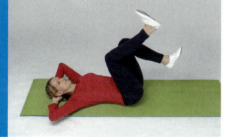
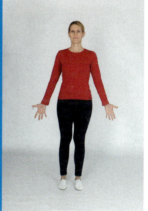
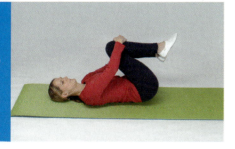

1. Übung

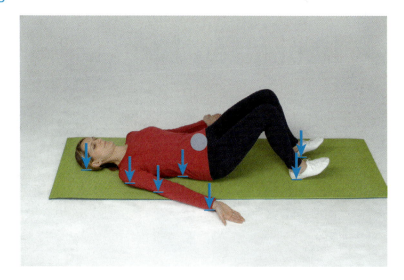

Ausgangsstellung
- Rückenlage
- Beine gebeugt
- Fersen am Boden
- Arme gestreckt, leicht abgespreizt neben dem Körper
- Handflächen nach oben

Wiederholungen
- 3 x

Ausführung
- Bauchmuskeln spannen
- Kreuz in den Boden drücken
- Fersen in den Boden drücken
- Arme und Hände in den Boden drücken
- Hinterkopf in den Boden drücken
- Spannung halten, bis 10 zählen
- Spannung lösen, bis 5 zählen
- Übung wiederholen

Tipps und Fallen
- weiteratmen

Übungstag 10

2. Übung

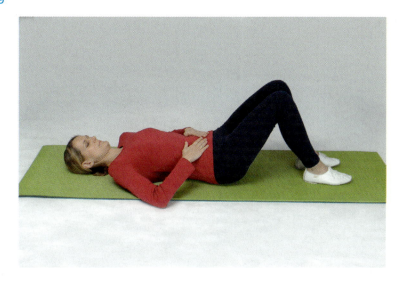

Ausgangsstellung
- Rückenlage
- Beine leicht gebeugt
- Füße am Boden
- Arme gestreckt neben dem Körper

Wiederholungen
- 3 x

Ausführung
Bauchatmung
- beide Hände leicht auf den Bauch legen
- nun tief einatmen

Aufpassen
- nicht pressen
- spüren, wie der Bauch sich hebt
- nun langsam ausatmen
- spüren, wie der Bauch sich senkt
- 4 Mal tief ein- und ausatmen
- dann ruhig weiteratmen und beide Beine leicht zur Seite hin und her wiegen

Tipps und Fallen
- nicht pressen
- durch die Nase einatmen
- durch die Nase ausatmen

 Bewegungsrichtung   spannen   ▬ strecken

3. Übung

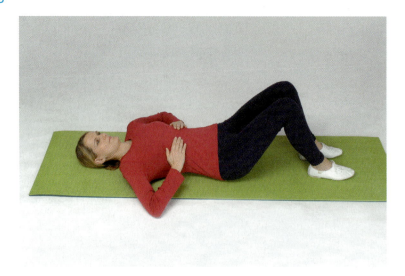

Ausgangsstellung
- Rückenlage
- Beine leicht gebeugt
- Füße am Boden
- Arme gestreckt neben dem Körper

Wiederholungen
- 3 x

Ausführung
Flankenatmung
- beide Hände leicht an die Rippen legen, nun tief in die Rippenbögen einatmen
- spüren, wie die Rippen zur Seite und nach oben gehen
- nun langsam ausatmen
- spüren, wie die Rippen nach vorn und unten sinken
- 4 Mal tief ein- und ausatmen
- dann ruhig weiteratmen und beide Beine leicht zur Seite hin und her wiegen

Tipps und Fallen
- nicht pressen
- durch die Nase einatmen
- durch die Nase ausatmen

 dehnen   drücken   stemmen

4. Übung

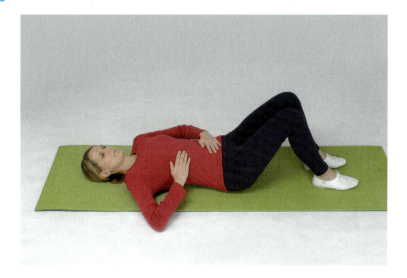

Ausgangsstellung
- Rückenlage
- Beine leicht gebeugt
- Füße am Boden
- Arme gestreckt neben dem Körper

Wiederholungen
- 3 x

Ausführung
Bauch- und Flankenatmung
- eine Hand auf den Bauch legen, die andere Hand an die Rippen legen
- nun zunächst in den Bauch einatmen
- spüren, wie sich der Bauch hebt
- dann weiter die Luft in die Rippenbögen einatmen
- spüren, wie die Rippen zur Seite und nach oben gehen
- nun langsam ausatmen
- spüren, wie der Bauch sich als Erstes senkt, und wie dann die Rippen nach vorn und unten sinken
- 4 Mal tief ein- und ausatmen
- dann ruhig weiteratmen und beide Beine leicht zur Seite hin und her wiegen

Tipps und Fallen
- nicht pressen
- durch die Nase einatmen
- durch die Nase ausatmen

 Bewegungsrichtung spannen strecken

5. Übung

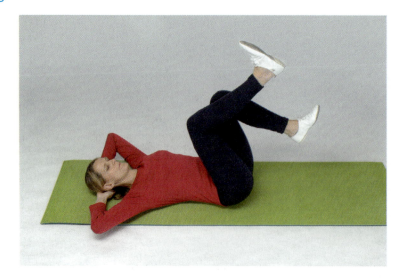

Ausgangsstellung
- Rückenlage
- Beine leicht gebeugt
- Füße am Boden
- Arme gestreckt neben dem Körper

Wiederholungen
- 3 x

Ausführung
- Hände unter den Kopf legen
- beide Beine nach oben strecken
- nun mit den Beinen Rad fahren
- ein paar Sekunden Rad fahren
- dann kleine Pause machen

Tipps und Fallen
- gut die Füße (Pedale) mitbewegen
- weiteratmen

 dehnen   drücken   stemmen

6. Übung

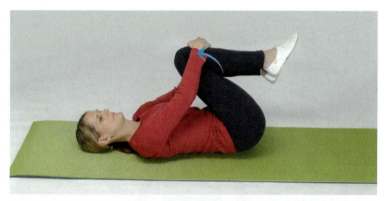

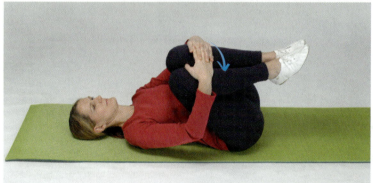

Ausgangsstellung
- Rückenlage
- Beine gebeugt
- Füße am Boden
- Arme neben dem Körper

Wiederholungen
- einige Male hin und her wiegen

Ausführung
- beide Knie an den Bauch ziehen
- mit den Händen die Knie fassen
- bei Kniebeschwerden die Beine unter den Knien halten
- auf dem Rücken leicht zur Seite nach rechts und links wiegen

Tipps und Fallen
- nicht zur Seite umfallen
- der Kopf bleibt liegen

 Bewegungsrichtung spannen ▬ strecken

7. Übung

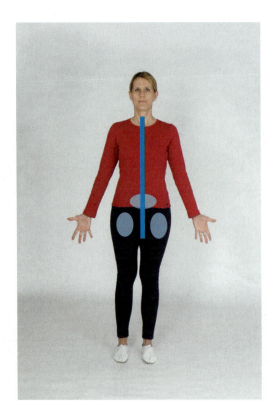

Ausgangsstellung
- Stand mit Haltungskontrolle
- Füße hüftbreit auseinander gestellt
- Zehen zeigen nach vorn

Wiederholungen
- 3 x

Ausführung
- Bauch- und Gesäßmuskeln spannen
- Beinmuskeln spannen
- Schultern etwas zurücknehmen
- Rücken strecken
- Arme nach außen drehen
- leicht vom Körper abspreizen
- Finger spreizen
- Kopf und Nacken lang herausstrecken
- Spannung halten, bis 10 zählen
- Spannung lösen

Tipps und Fallen
- Kopf nicht nach hinten beugen
- Kinn leicht zum Brustkorb ziehen
- weiteratmen

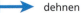 dehnen drücken stemmen

KAPITEL
11 Übungstag 11

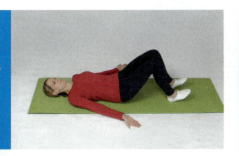
Übung 1

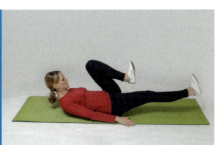
Übung 2

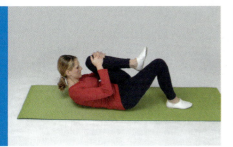
Übung 3

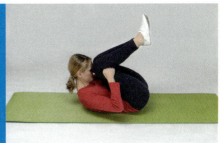
Übung 4

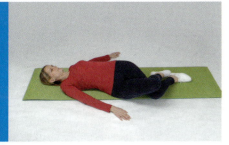
Übung 5

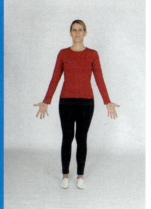
Übung 7

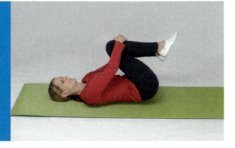
Übung 6

1. Übung

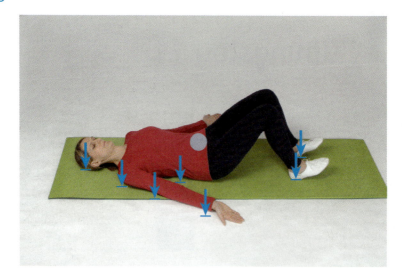

Ausgangsstellung
- Rückenlage
- Beine gebeugt
- Fersen am Boden
- Arme gestreckt, leicht abgespreizt neben dem Körper
- Handflächen nach oben

Wiederholungen
- 3 x

Ausführung
- Bauchmuskeln spannen
- Kreuz in den Boden drücken
- Fersen in den Boden drücken
- Arme und Hände in den Boden drücken
- Hinterkopf in den Boden drücken
- Spannung halten, bis 10 zählen
- Spannung lösen, bis 5 zählen
- Übung wiederholen

Tipps und Fallen
- weiteratmen

2. Übung

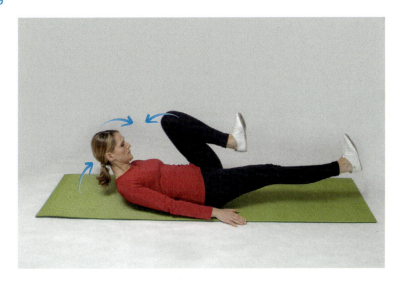

Ausgangsstellung
- Rückenlage
- Beine gebeugt
- Füße am Boden
- Arme gestreckt neben dem Körper

Wiederholungen
- 2 x mit jedem Bein üben

Ausführung
- linkes Bein an den Bauch heranbeugen
- rechtes Bein strecken, aber nicht ablegen
- Kopf anheben
- Kopf und Knie aufeinander zu bewegen
- Vorfüße anbeugen
- linkes Bein langsam strecken, aber nicht ablegen, gleichzeitig das rechte Bein an den Bauch heranbeugen
- Oberkörper und Kopf langsam zurücklegen
- Bauchmuskeln spannen, Kreuz in den Boden drücken
- Beine zurückstellen
- Spannung lösen

Tipps und Fallen
- weiteratmen

3. Übung

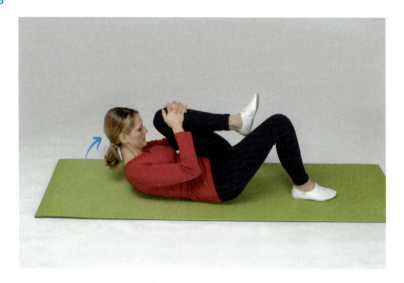

Ausgangsstellung
- Rückenlage
- Beine gebeugt
- Füße am Boden
- Arme gestreckt neben dem Körper

Wiederholungen
- 2 x mit jedem Bein üben

Ausführung
- ein Bein an den Bauch heranbeugen
- die Hände umfassen das Knie
- den Kopf langsam zum Knie heranbeugen
- Oberkörper und Kopf zurücklegen
- Bauchmuskulatur spannen, Kreuz in den Boden drücken
- Bein zurückstellen
- Spannung lösen

Tipps und Fallen
- weiteratmen

→ dehnen   → drücken   → stemmen

4. Übung

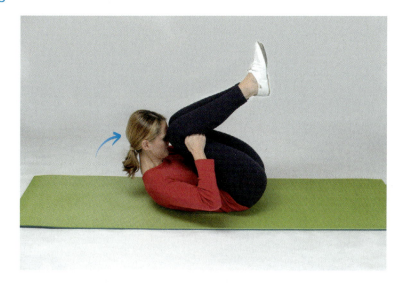

Ausgangsstellung
- Rückenlage
- Beine gebeugt
- Füße am Boden
- Arme gestreckt neben dem Körper

Wiederholungen
- 3 x

Ausführung
- beide Beine an den Bauch heranbeugen
- die Beine unter den Knien fassen
- den Kopf an die Knie heranbeugen
- die Position einen Augenblick halten
- weiteratmen
- Oberkörper und Kopf zurücklegen
- Bauchmuskeln spannen
- Kreuz in den Boden drücken
- die Beine zusammen oder einzeln zurückstellen
- Spannung lösen

Tipps und Fallen
- weiteratmen

5. Übung

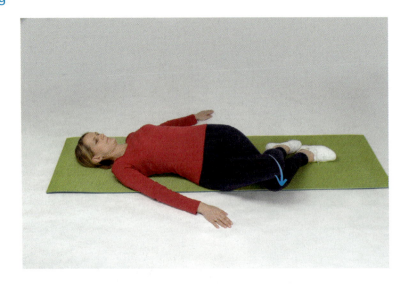

Ausgangsstellung
- Rückenlage
- Beine gebeugt
- Füße am Boden
- Arme gestreckt neben dem Körper

Wiederholungen
- 2 x jede Seite

Ausführung
Dehnübung
- das rechte Bein über das linke schlagen
- beide Beine zur rechten Seite senken
- in dieser Position einen Augenblick bleiben
- Beine zur Mittelstellung aufrichten

Tipps und Fallen
- die Knie nicht mit Spannung zum Boden drücken
- Schultern bleiben am Boden liegen

6. Übung

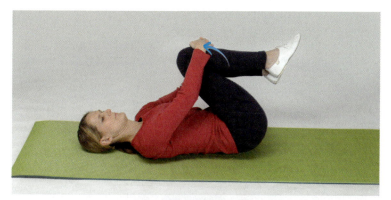

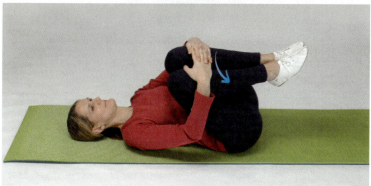

Ausgangsstellung
- Rückenlage
- Beine gebeugt
- Füße am Boden
- Arme neben dem Körper

Wiederholungen
- einige Male hin und her wiegen

Ausführung
- beide Knie an den Bauch ziehen
- mit beiden Händen die Knie fassen
- bei Kniebeschwerden die Beine unter den Knien halten
- auf dem Rücken leicht zur Seite nach rechts und links wiegen

Tipps und Fallen
- nicht zur Seite umfallen
- der Kopf bleibt liegen

 Bewegungsrichtung spannen strecken

7. Übung

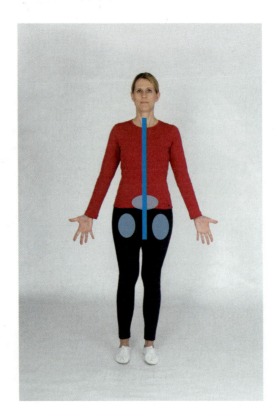

Ausgangsstellung
- Stand mit Haltungskontrolle
- Füße hüftbreit auseinander gestellt
- Zehen zeigen nach vorn

Wiederholungen
- 3 x

Ausführung
- Bauch- und Gesäßmuskeln spannen
- Beinmuskeln spannen
- Schultern etwas zurücknehmen
- Rücken strecken
- Arme nach außen drehen
- leicht vom Körper abspreizen
- Finger spreizen
- Kopf und Nacken lang herausstrecken
- Spannung halten, bis 10 zählen
- Spannung lösen

Tipps und Fallen
- Kopf nicht nach hinten beugen
- Kinn leicht zum Brustkorb ziehen
- weiteratmen

 dehnen   drücken   stemmen

KAPITEL
12 Übungstag 12

Übung 1

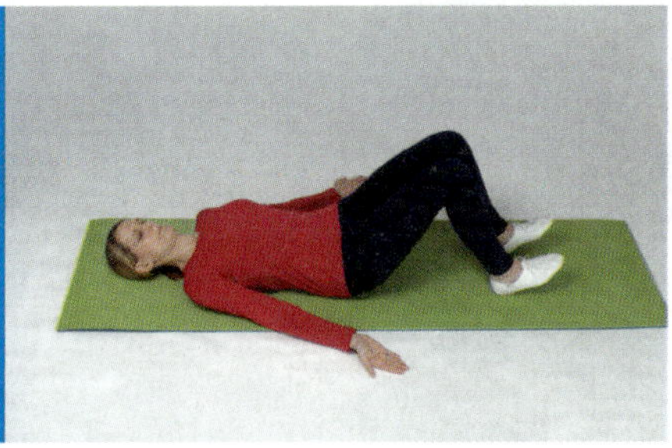

Übung 2

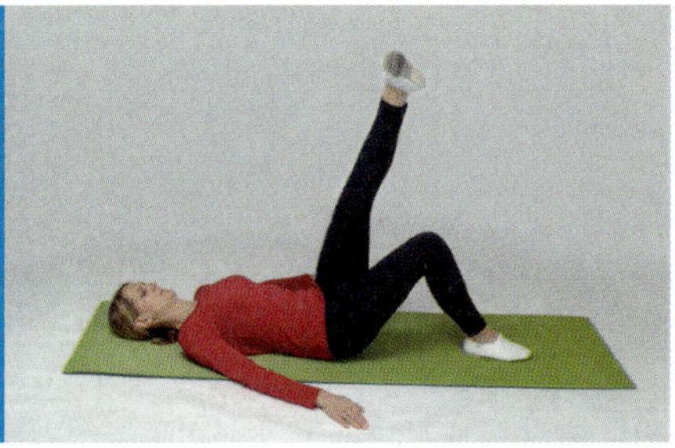

Übung 3

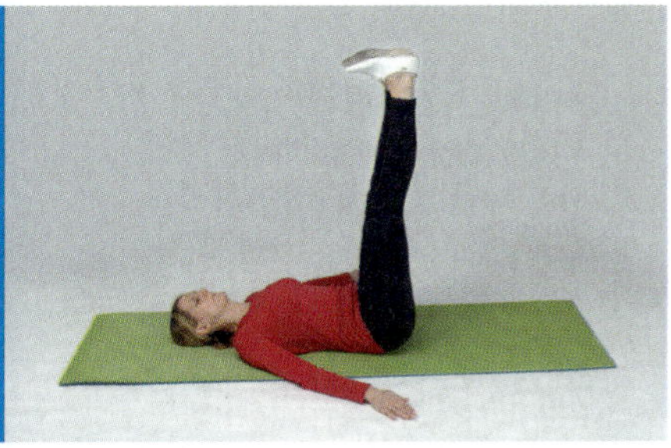

Übung 4

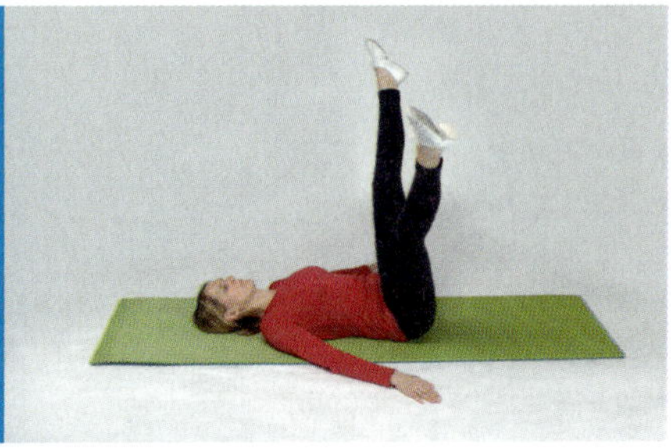

Übung 5

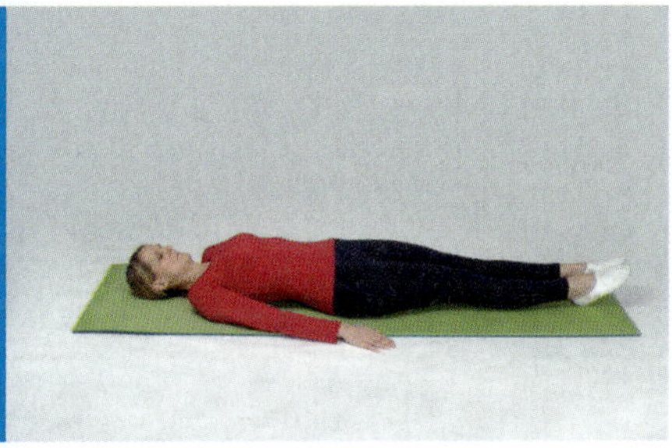

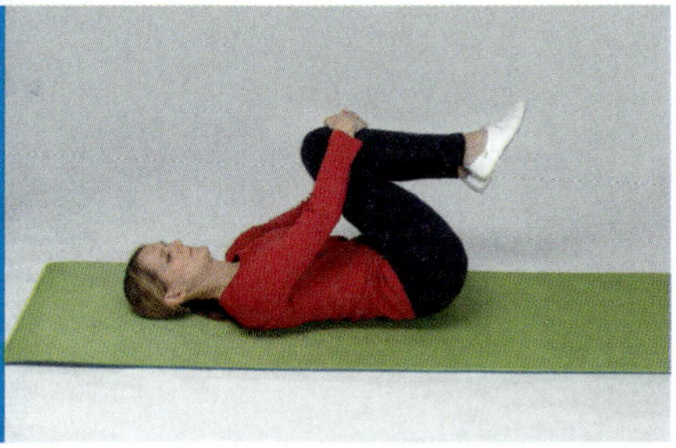

Übung 7

Übung 6

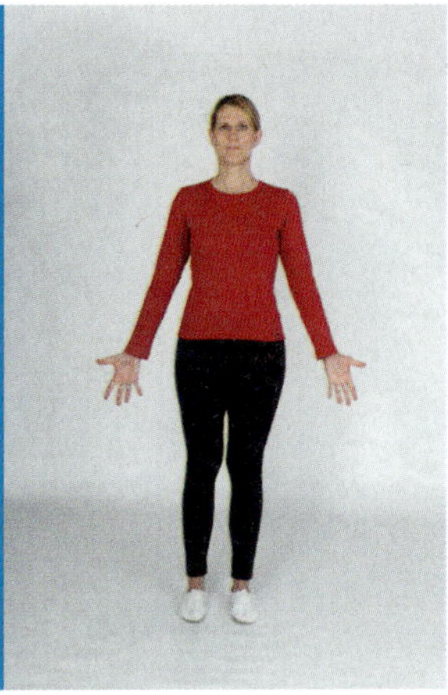

1. Übung

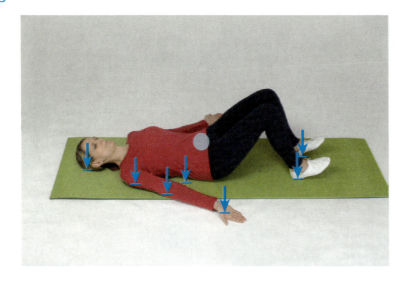

Ausgangsstellung
- Rückenlage
- Beine gebeugt
- Fersen am Boden
- Arme gestreckt, leicht abgespreizt neben dem Körper
- Handflächen nach oben

Wiederholungen
- 3 x

Ausführung
- Bauchmuskeln spannen
- Kreuz in den Boden drücken
- Fersen in den Boden drücken
- Arme und Hände in den Boden drücken
- Hinterkopf in den Boden drücken
- Spannung halten, bis 10 zählen
- Spannung lösen, bis 5 zählen
- Übung wiederholen

Tipps und Fallen
- weiteratmen

→ dehnen   →| drücken |→ stemmen

2. Übung

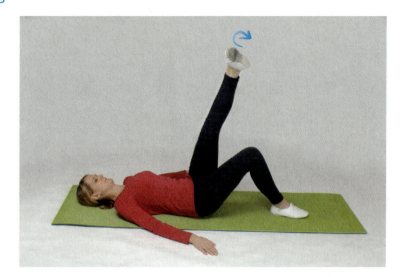

Ausgangsstellung
- Rückenlage
- Beine gebeugt
- Füße am Boden
- Arme gestreckt neben dem Körper

Wiederholungen
- die Füße einige Male kreisen
- 2 x mit jedem Bein üben

Ausführung
- ein Bein nach oben strecken
- Fuß im Fußgelenk kreisen in beide Richtungen
- Beine wechseln

Tipps und Fallen
- das Becken bleibt am Boden liegen, nicht aufrollen

3. Übung

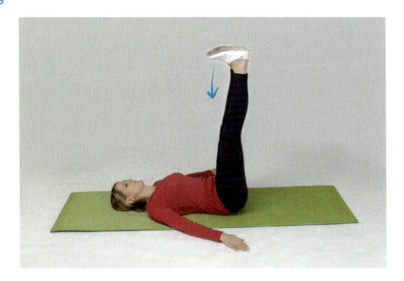

Ausgangsstellung
- Rückenlage
- Beine gebeugt
- Füße am Boden
- Arme gestreckt neben dem Körper

Wiederholungen
- 3 x

Ausführung
- beide Beine nach oben strecken
- beide Vorfüße ein paar Mal anbeugen und wieder strecken
- Beine beugen und langsam mit Bauchmuskelspannung zurückstellen

Tipps und Fallen
- Knie bleiben gerade
- das Becken bleibt am Boden liegen

4. Übung

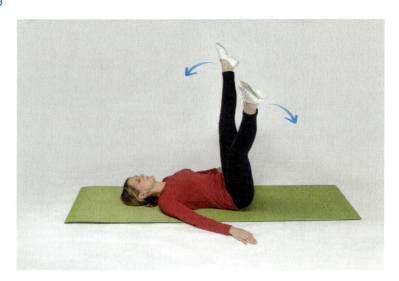

Ausgangsstellung
- Rückenlage
- Beine gebeugt
- Füße am Boden
- Arme gestreckt neben dem Körper

Wiederholungen
- 3 x

Ausführung
- beide Beine nach oben strecken
- die Beine leicht spreizen und schließen
- 5–10 x
- Beine beugen und langsam mit Bauchmuskelspannung zurückstellen

Tipps und Fallen
- Knie bleiben gerade
- das Becken bleibt am Boden liegen

5. Übung

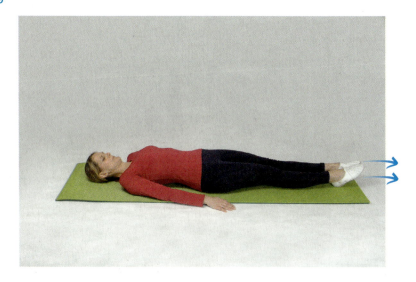

Ausgangsstellung
- Rückenlage
- beide Beine gestreckt
- Arme gestreckt neben dem Körper

Wiederholungen
- einige Male

Ausführung
Dehnübung
- beide Fußspitzen mit der Einatmung nach unten ziehen
- mit der Ausatmung die Spannung lösen

Tipps und Fallen
- Kreuz nicht an den Boden drücken
- der Rücken wird bei dieser Übung hohl

➡ dehnen   ➡| drücken |➡ stemmen

6. Übung

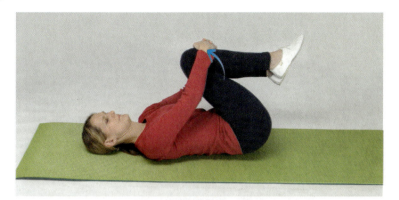

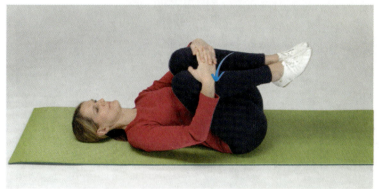

Ausgangsstellung
- Rückenlage
- Beine gebeugt
- Füße am Boden
- Arme neben dem Körper

Wiederholungen
- einige Male hin und her wiegen

Ausführung
- beide Knie an den Bauch ziehen
- mit beiden Händen die Knie fassen
- bei Kniebeschwerden die Beine unter den Knien halten
- auf dem Rücken leicht zur Seite nach rechts und links wiegen

Tipps und Fallen
- nicht zur Seite umfallen
- der Kopf bleibt liegen

 Bewegungsrichtung   spannen   strecken

7. Übung

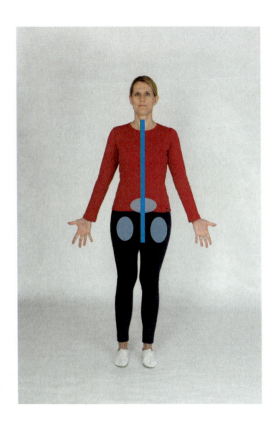

Ausgangsstellung
- Stand mit Haltungskontrolle
- Füße hüftbreit auseinander gestellt
- Zehen zeigen nach vorn

Wiederholungen
- 3 x

Ausführung
- Bauch- und Gesäßmuskeln spannen
- Beinmuskeln spannen
- Schultern etwas zurücknehmen
- Rücken strecken
- Arme nach außen drehen
- leicht vom Körper abspreizen
- Finger spreizen
- Kopf und Nacken lang herausstrecken
- Spannung halten, bis 10 zählen
- Spannung lösen

Tipps und Fallen
- Kopf nicht nach hinten beugen
- Kinn leicht zum Brustkorb ziehen
- weiteratmen

⟶ dehnen   ⟶ drücken   ⟶ stemmen

KAPITEL
13 Übungstag 13

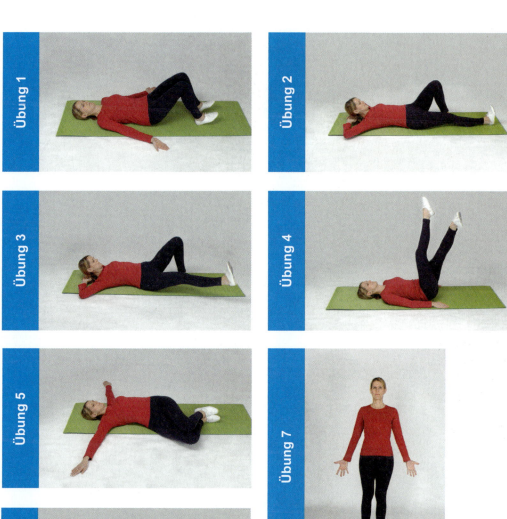
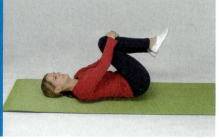

1. Übung

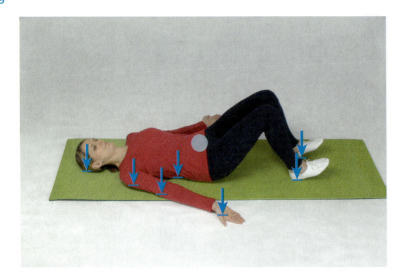

Ausgangsstellung
- Rückenlage
- Beine gebeugt
- Fersen am Boden
- Arme gestreckt, leicht abgespreizt neben dem Körper
- Handflächen nach oben

Wiederholungen
- 3 x

Ausführung
- Bauchmuskeln spannen
- Kreuz in den Boden drücken
- Fersen in den Boden drücken
- Arme und Hände in den Boden drücken
- Hinterkopf in den Boden drücken
- Spannung halten, bis 10 zählen
- Spannung lösen, bis 5 zählen
- Übung wiederholen

Tipps und Fallen
- weiteratmen

dehnen   drücken   stemmen

2. Übung

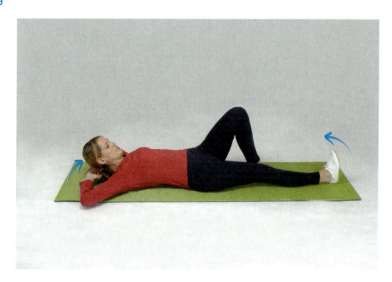

Ausgangsstellung
- Rückenlage
- ein Bein gebeugt
- das andere Bein gestreckt
- beide Hände unter dem Kopf

Wiederholungen
- 3 x mit jedem Bein üben

Ausführung
- den Vorfuß des gestreckten Beines anbeugen
- Kopf anheben, Hände bleiben am Boden liegen
- Fußspitze ansehen
- Kopf langsam zurücklegen
- Spannung lösen

Tipps und Fallen
- weiteratmen

3. Übung

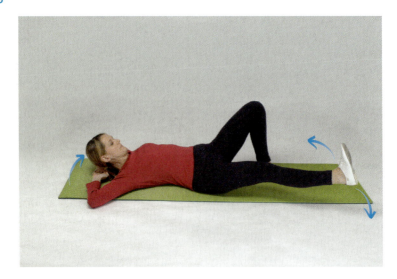

Ausgangsstellung
- Rückenlage
- ein Bein gebeugt
- das andere Bein gestreckt
- beide Hände unter dem Kopf

Wiederholungen
- 2 x mit jedem Bein üben

Ausführung
- den Vorfuß des gestreckten Beines anbeugen
- das gestreckte Bein etwas anheben
- Kopf anheben, Hände bleiben am Boden liegen
- das gestreckte Bein zur Seite spreizen, dabei die Fußspitze ansehen
- das Bein zurückführen und ablegen
- Kopf zurücklegen
- Spannung lösen

Tipps und Fallen
- das Bein nicht nach außen drehen
- Kniescheibe zeigt immer nach oben

 dehnen    drücken   stemmen

4. Übung

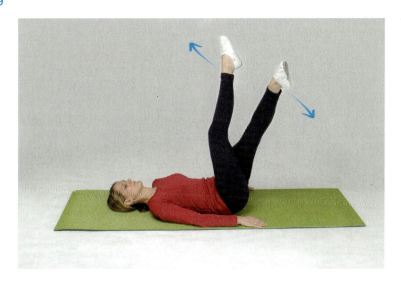

Ausgangsstellung
- Rückenlage
- Beine gebeugt
- Füße am Boden
- Arme gestreckt neben dem Körper

Wiederholungen
- 3 x

Ausführung
- beide Beine nach oben strecken
- die Beine leicht spreizen, beim Schließen übereinander scheren
- 5–10 x
- Beine beugen und langsam mit Bauchmuskelspannung zurückstellen

Tipps und Fallen
- Knie bleiben möglichst gerade
- das Becken bleibt am Boden liegen

5. Übung

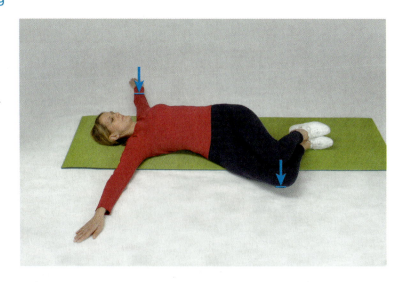

Ausgangsstellung
- Rückenlage
- Beine gebeugt
- Füße am Boden
- Arme in Schulterhöhe gestreckt

Wiederholungen
- 2 x (zur gleichen Seite)

Ausführung
- beide Beine nach rechts zur Seite senken, Knie liegen aufeinander
- beide Knie in den Boden drücken
- dazu den linken Arm in den Boden drücken
- Spannung einen Augenblick halten
- Spannung lösen

Tipps und Fallen
- Schultern bleiben am Boden liegen
- weiteratmen

dehnen   drücken   stemmen

6. Übung

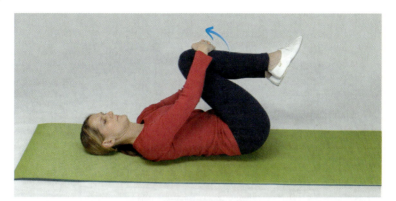

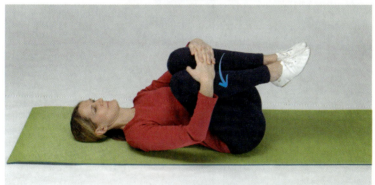

Ausgangsstellung
- Rückenlage
- Beine gebeugt
- Füße am Boden
- Arme neben dem Körper

Wiederholungen
- einige Male hin und her wiegen

Ausführung
- beide Knie an den Bauch ziehen
- mit beiden Händen die Knie fassen
- bei Kniebeschwerden die Beine unter den Knien halten
- auf dem Rücken leicht zur Seite nach rechts und links wiegen

Tipps und Fallen
- nicht zur Seite umfallen
- der Kopf bleibt liegen

7. Übung

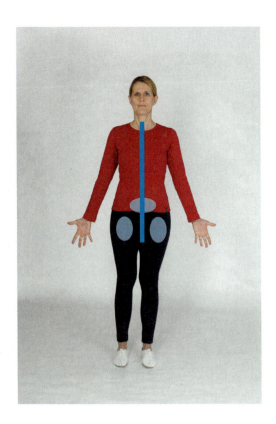

Ausgangsstellung
- Stand mit Haltungskontrolle
- Füße hüftbreit auseinander gestellt
- Zehen zeigen nach vorn

Wiederholungen
- 3 x

Ausführung
- Bauch- und Gesäßmuskeln spannen
- Beinmuskeln spannen
- Schultern etwas zurücknehmen
- Rücken strecken
- Arme nach außen drehen
- leicht vom Körper abspreizen
- Finger spreizen
- Kopf und Nacken lang herausstrecken
- Spannung halten, bis 10 zählen
- Spannung lösen

Tipps und Fallen
- Kopf nicht nach hinten beugen
- Kinn leicht zum Brustkorb ziehen
- weiteratmen

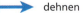 dehnen   drücken   stemmen

KAPITEL 14
Übungstag 14

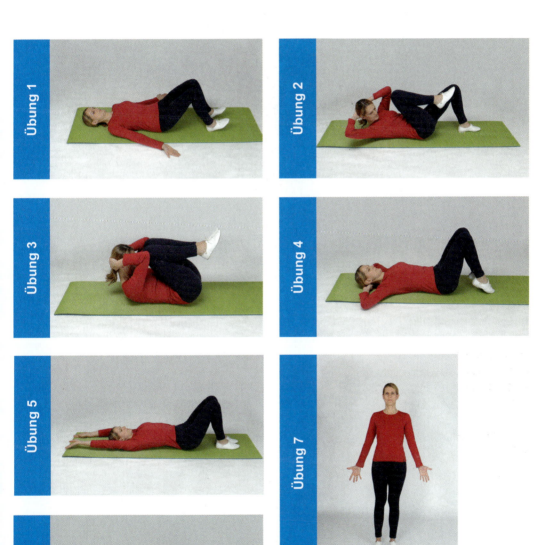

1. Übung

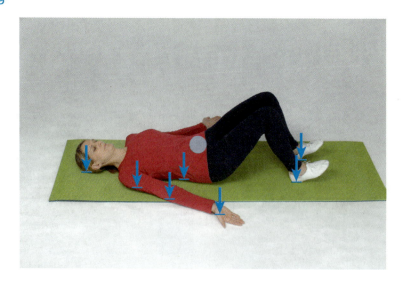

Ausgangsstellung
- Rückenlage
- Beine gebeugt
- Fersen am Boden
- Arme gestreckt, leicht abgespreizt neben dem Körper
- Handflächen nach oben

Wiederholungen
- 3 x

Ausführung
- Bauchmuskeln spannen
- Kreuz in den Boden drücken
- Fersen in den Boden drücken
- Arme und Hände in den Boden drücken
- Hinterkopf in den Boden drücken
- Spannung halten, bis 10 zählen
- Spannung lösen, bis 5 zählen
- Übung wiederholen

Tipps und Fallen
- weiteratmen

⟶ dehnen   ⟶| drücken |⟶ stemmen

2. Übung

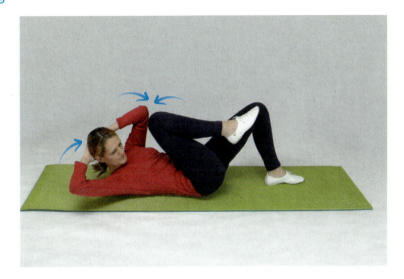

Ausgangsstellung
- Rückenlage
- Beine gebeugt
- Füße am Boden
- beide Hände unter dem Kopf

Wiederholungen
- 2 x jede Seite

Ausführung
- rechtes Knie an den Bauch heranbeugen
- linken Ellbogen zum Knie führen
- Kopf und Oberkörper mit aufrichten
- langsam wieder zurücklegen
- das rechte Bein mit Bauchmuskelspannung zurückstellen

Tipps und Fallen
- ausatmen beim Aufrichten
- einatmen beim Zurücklegen

3. Übung

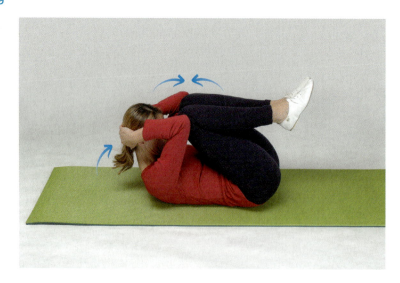

Ausgangsstellung
- Rückenlage
- Beine gebeugt
- Füße am Boden
- beide Hände unter dem Kopf

Wiederholungen
- 3 x

Ausführung
- beide Knie an den Bauch heranbeugen
- beide Ellbogen zu den Knien führen
- langsam wieder zurücklegen
- beide Beine gemeinsam oder nacheinander mit Bauchmuskelspannung zurückstellen

Tipps und Fallen
- ausatmen beim Aufrichten
- einatmen beim Zurücklegen

→ dehnen → drücken → stemmen

4. Übung

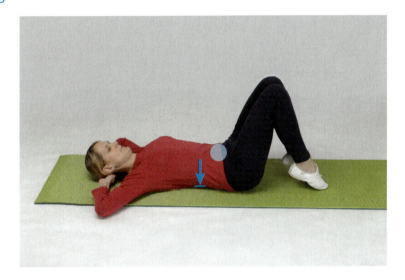

Ausgangsstellung
- Rückenlage
- Beine gebeugt
- Füße am Boden
- beide Hände unter dem Kopf

Wiederholungen
- einige Male

Ausführung
- beide Beine an den Bauch heranbeugen
- nun langsam beide Fußspitzen zum Boden senken
- beide Beine an den Bauch heranbeugen
- nun langsam die Fersen zum Boden senken
- diese Übung im Wechsel üben

Tipps und Fallen
- das Kreuz am Boden halten
- weiteratmen

 Bewegungsrichtung   spannen   strecken

5. Übung

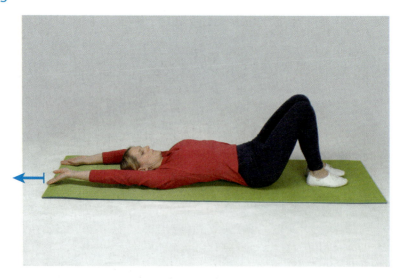

Ausgangsstellung
- Rückenlage
- Beine gebeugt
- Füße am Boden
- beide Arme gestreckt über dem Kopf am Boden

Wiederholungen
- 2 x mit jedem Arm üben

Ausführung
Dehnübung
- mit der Einatmung einen Arm nach oben herausdehnen
- beim Ausatmen den Arm zurückgleiten lassen

Tipps und Fallen
- vorsichtig dehnen

 dehnen   drücken   stemmen

6. Übung

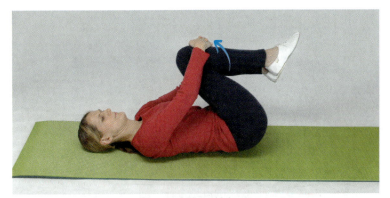

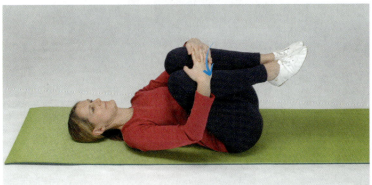

Ausgangsstellung
- Rückenlage
- Beine gebeugt
- Füße am Boden
- Arme neben dem Körper

Wiederholungen
- einige Male hin und her wiegen

Ausführung
- beide Knie an den Bauch ziehen
- mit beiden Händen die Knie fassen
- bei Kniebeschwerden die Beine unter den Knien halten
- auf dem Rücken leicht zur Seite nach rechts und links wiegen

Tipps und Fallen
- nicht zur Seite umfallen
- der Kopf bleibt liegen

7. Übung

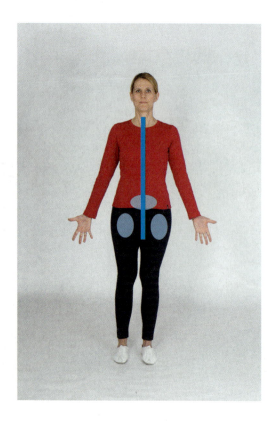

Ausgangsstellung
- Stand mit Haltungskontrolle
- Füße hüftbreit auseinander gestellt
- Zehen zeigen nach vorn

Wiederholungen
- 3 x

Ausführung
- Bauch- und Gesäßmuskeln spannen
- Beinmuskeln spannen
- Schultern etwas zurücknehmen
- Rücken strecken
- Arme nach außen drehen
- leicht vom Körper abspreizen
- Finger spreizen
- Kopf und Nacken lang herausstrecken
- Spannung halten, bis 10 zählen
- Spannung lösen

Tipps und Fallen
- Kopf nicht nach hinten beugen
- Kinn leicht zum Brustkorb ziehen
- weiteratmen

 dehnen   drücken   stemmen

KAPITEL
15 Übungstag 15

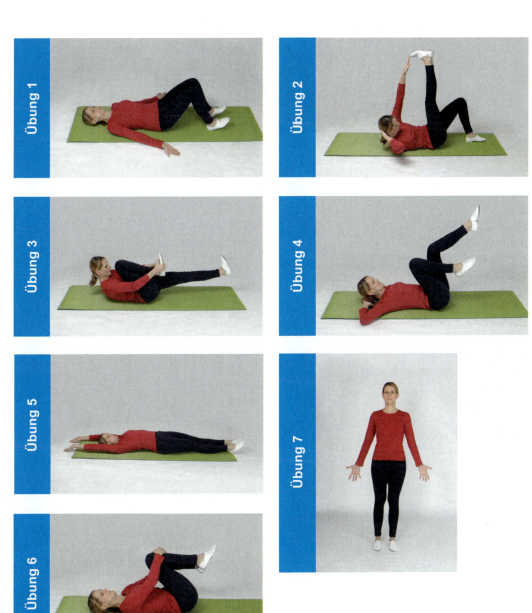

1. Übung

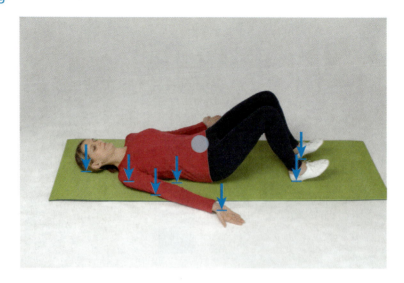

Ausgangsstellung
- Rückenlage
- Beine gebeugt
- Fersen am Boden
- Arme gestreckt, leicht abgespreizt neben dem Körper
- Handflächen nach oben

Wiederholungen
- 3 x

Ausführung
- Bauchmuskeln spannen
- Kreuz in den Boden drücken
- Fersen in den Boden drücken
- Arme und Hände in den Boden drücken
- Hinterkopf in den Boden drücken
- Spannung halten, bis 10 zählen
- Spannung lösen, bis 5 zählen
- Übung wiederholen

Tipps und Fallen
- weiteratmen

⟶ dehnen   ⟶| drücken |⟶ stemmen

2. Übung

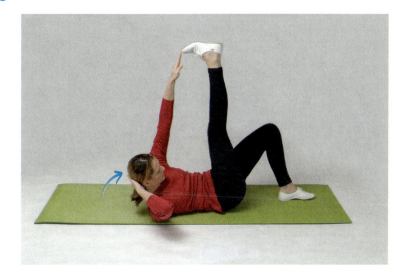

Ausgangsstellung
- Rückenlage
- Beine gebeugt
- Füße am Boden
- beide Hände unter dem Kopf

Wiederholungen
- 2 x mit jedem Bein üben

Ausführung
- rechtes Bein nach oben strecken
- mit der linken Hand zum Fuß hoch greifen
- den Kopf mit der rechten Hand unterstützen und anheben
- langsam wieder zurücklegen
- das Bein mit Bauchmuskelspannung zurückstellen

Tipps und Fallen
- das Knie möglichst gestreckt lassen

 Bewegungsrichtung ● spannen ▬ strecken

3. Übung

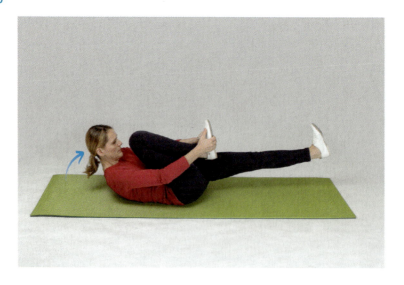

Ausgangsstellung
- Rückenlage
- Beine gebeugt
- Füße am Boden
- Arme gestreckt neben dem Körper

Wiederholungen
- 3 x jedes Bein strecken

Ausführung
- rechtes Bein an den Bauch heranbeugen
- beide Hände fassen den rechten Fuß
- Kopf anheben, den Fuß loslassen
- das Bein strecken, aber nicht ablegen
- nun das linke Knie an den Bauch heranbeugen
- beide Hände fassen den linken Fuß
- Kopf bleibt während der Übung oben
- den Fuß loslassen
- das Bein strecken, gleichzeitig das andere Bein an den Bauch heranbeugen
- beide Beine nun immer im Wechsel beugen und strecken

Tipps und Fallen
- nicht zu schnell üben
- weiteratmen

4. Übung

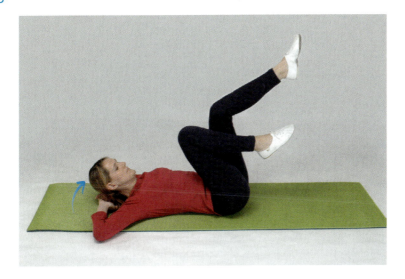

Ausgangsstellung
- Rückenlage
- Beine gebeugt
- Füße am Boden
- beide Hände unter dem Kopf

Wiederholungen
- einige Male die Radfahrbewegung üben

Ausführung
- beide Knie an den Bauch heranbeugen
- die Radfahrbewegung üben
- den Kopf anheben, Arme und Hände am Boden lassen
- auch rückwärts Rad fahren
- den Kopf langsam zurücklegen
- beide Beine mit der Bauchmuskelspannung zurückstellen

Tipps und Fallen
- das Becken bleibt am Boden liegen

 Bewegungsrichtung ● spannen ▬ strecken

5. Übung

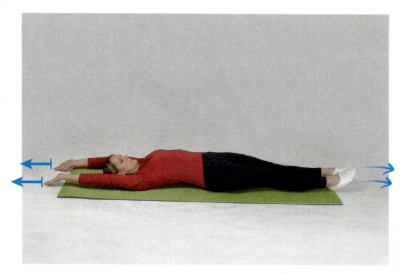

Ausgangsstellung
- Rückenlage
- beide Beine gestreckt und geschlossen
- beide Arme gestreckt über dem Kopf am Boden

Wiederholungen
- 3 x

Ausführung
Dehnübung
- mit der Einatmung beide Fußspitzen nach unten ziehen
- gleichzeitig beide Arme nach oben herausdehnen
- beim Ausatmen die Arme zurück gleiten lassen, die Füße lösen

Tipps und Fallen
- vorsichtig dehnen
- der Rücken wird bei dieser Übung hohl

 dehnen   drücken   stemmen

6. Übung

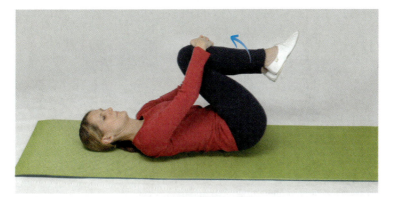

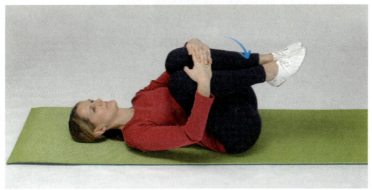

Ausgangsstellung
- Rückenlage
- Beine gebeugt
- Füße am Boden
- Arme neben dem Körper

Wiederholungen
- einige Male hin und her wiegen

Ausführung
- beide Knie an den Bauch ziehen
- mit beiden Händen die Knie fassen
- bei Kniebeschwerden die Beine unter den Knien halten
- auf dem Rücken leicht zur Seite nach rechts und links wiegen

Tipps und Fallen
- nicht zur Seite umfallen
- der Kopf bleibt liegen

7. Übung

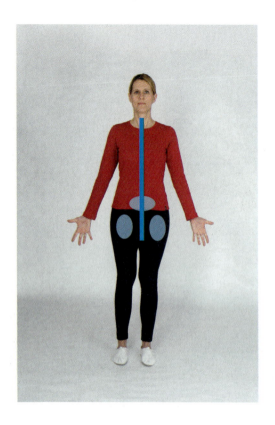

Ausgangsstellung
- Stand mit Haltungskontrolle
- Füße hüftbreit auseinander gestellt
- Zehen zeigen nach vorn

Wiederholungen
- 3 x

Ausführung
- Bauch- und Gesäßmuskeln spannen
- Beinmuskeln spannen
- Schultern etwas zurücknehmen
- Rücken strecken
- Arme nach außen drehen
- leicht vom Körper abspreizen
- Finger spreizen
- Kopf und Nacken lang herausstrecken
- Spannung halten, bis 10 zählen
- Spannung lösen

Tipps und Fallen
- Kopf nicht nach hinten beugen
- Kinn leicht zum Brustkorb ziehen
- weiteratmen

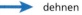 dehnen   drücken    stemmen

KAPITEL
16 Übungstag 16

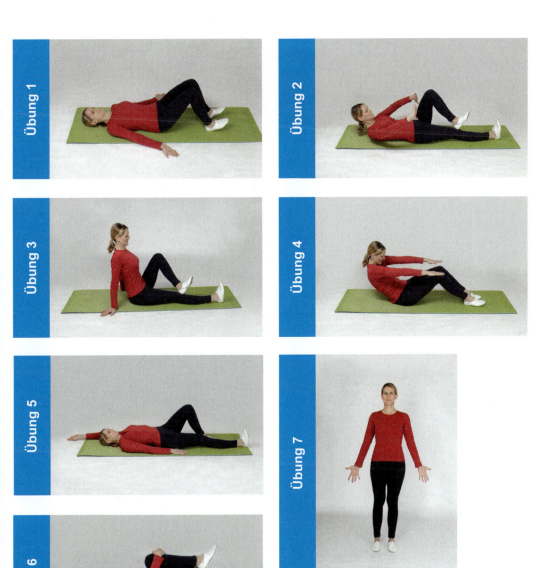

1. Übung

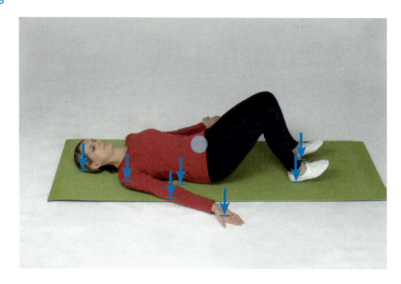

Ausgangsstellung
- Rückenlage
- Beine gebeugt
- Fersen am Boden
- Arme gestreckt, leicht abgespreizt neben dem Körper
- Handflächen nach oben

Wiederholungen
- 3 x

Ausführung
- Bauchmuskeln spannen
- Kreuz in den Boden drücken
- Fersen in den Boden drücken
- Arme und Hände in den Boden drücken
- Hinterkopf in den Boden drücken
- Spannung halten, bis 10 zählen
- Spannung lösen, bis 5 zählen
- Übung wiederholen

Tipps und Fallen
- weiteratmen

2. Übung

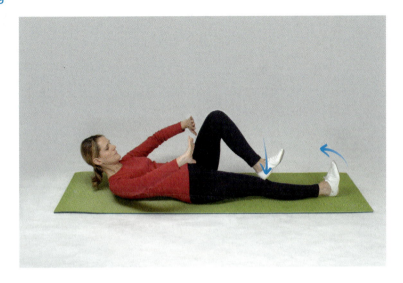

Ausgangsstellung
- Rückenlage
- Beine gestreckt, leicht gespreizt
- Arme gestreckt neben dem Körper

Wiederholungen
- 2 x mit jedem Bein üben

Ausführung
Koordinationsübung
- Kopf anheben
- Arme in Körperhöhe anheben und nach innen drehen
- Ellbogen beugen
- Hände in Richtung Unterarme ziehen
- Finger zeigen zum Körper
- nun rechten Vorfuß anbeugen, Bein spannen
- linkes Bein unter Spannung beugen
- linke Ferse auf das rechte Knie tippen
- das Bein langsam wieder strecken
- das Bein ablegen
- Oberkörper, Arme und Kopf zurücklegen
- Spannung lösen

Tipps und Fallen
- nicht zu weit aufrichten
- weiteratmen

3. Übung

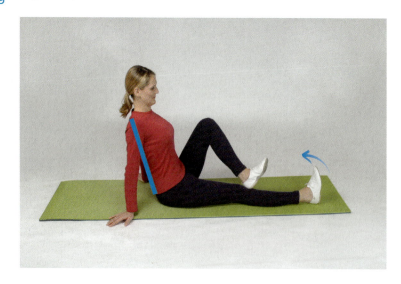

Ausgangsstellung
- Langsitz
- Beine gestreckt, leicht gespreizt

Wiederholungen
- 2 x mit jedem Bein üben

Ausführung
- Arme seitlich neben dem Körper
- am Boden abstützen
- Rücken und Nacken lang herausstrecken
- nun rechten Vorfuß anbeugen, Bein spannen
- linkes Bein unter Spannung beugen
- linke Ferse auf das rechte Knie tippen
- das Bein langsam wieder strecken
- das Bein ablegen
- Spannung lösen

Tipps und Fallen
- während der Übung gerade sitzen bleiben

→ dehnen   → drücken   → stemmen

4. Übung

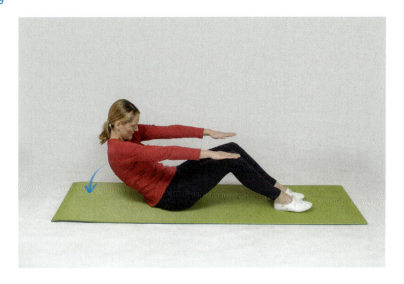

Ausgangsstellung
- Langsitz

Wiederholungen
- 3 x

Ausführung
- Knie anbeugen, Füße am Boden
- Arme nach vorn strecken
- Rücken rund machen
- langsam zur Rückenlage abrollen
- dabei auf die Knie schauen
- beide Beine an den Bauch heranbeugen
- rechte Hand fasst von innen den linken Oberschenkel
- linke Hand fasst von innen den rechten Oberschenkel
- die Beine schnell nach vorn strecken und zum Sitz aufrollen
- Übung wiederholen

Tipps und Fallen
- weiteratmen

 Bewegungsrichtung spannen ▬ strecken

5. Übung

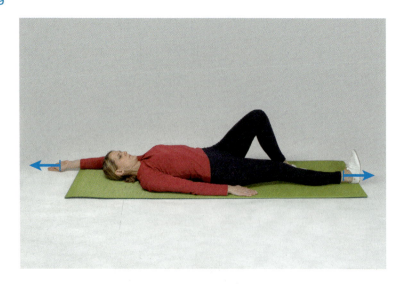

Ausgangsstellung
- Rückenlage
- rechtes Bein gestreckt am Boden
- linkes Bein gebeugt, Fuß am Boden
- linker Arm gestreckt über dem Kopf am Boden
- rechter Arm gestreckt neben dem Körper

Wiederholungen
- 4 x jede Seite üben

Ausführung
Dehnübung
- mit der Einatmung rechtes Bein und linken Arm vorsichtig herausdehnen
- mit der Ausatmung Arm und Bein zurück gleiten lassen

Tipps und Fallen
- Arm und Bein bleiben während der Dehnung am Boden
- der Rücken wird bei dieser Übung hohl

6. Übung

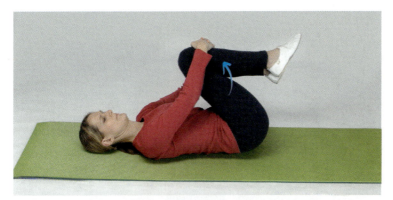

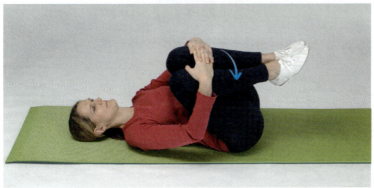

Ausgangsstellung
- Rückenlage
- Beine gebeugt
- Füße am Boden
- Arme neben dem Körper

Wiederholungen
- einige Male hin und her wiegen

Ausführung
- beide Knie an den Bauch ziehen
- mit beiden Händen die Knie fassen
- bei Kniebeschwerden die Beine unter den Knien halten
- auf dem Rücken leicht zur Seite nach rechts und links wiegen

Tipps und Fallen
- nicht zur Seite umfallen
- der Kopf bleibt liegen

 Bewegungsrichtung   spannen   strecken

7. Übung

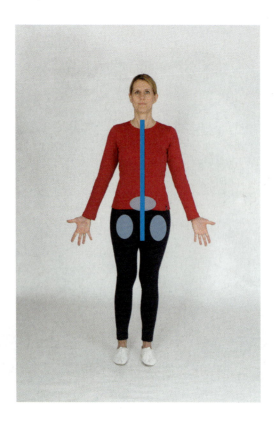

Ausgangsstellung
- Stand mit Haltungskontrolle
- Füße hüftbreit auseinander gestellt
- Zehen zeigen nach vorn

Wiederholungen
- 3 x

Ausführung
- Bauch- und Gesäßmuskeln spannen
- Beinmuskeln spannen
- Schultern etwas zurücknehmen
- Rücken strecken
- Arme nach außen drehen
- leicht vom Körper abspreizen
- Finger spreizen
- Kopf und Nacken lang herausstrecken
- Spannung halten, bis 10 zählen
- Spannung lösen

Tipps und Fallen
- Kopf nicht nach hinten beugen
- Kinn leicht zum Brustkorb ziehen
- weiteratmen

 dehnen   drücken   stemmen

KAPITEL 17
Übungstag 17

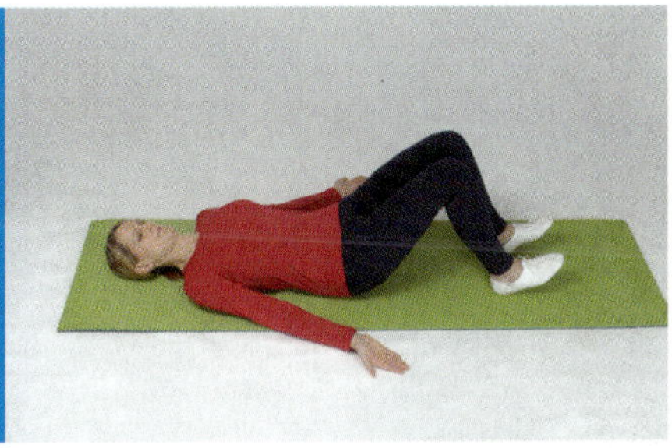

Übung 1

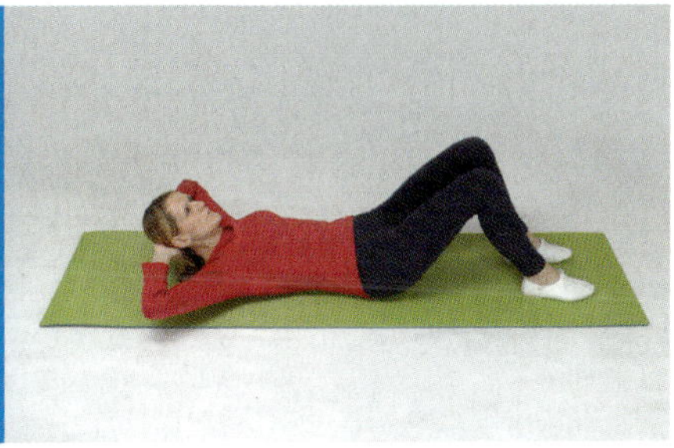

Übung 2

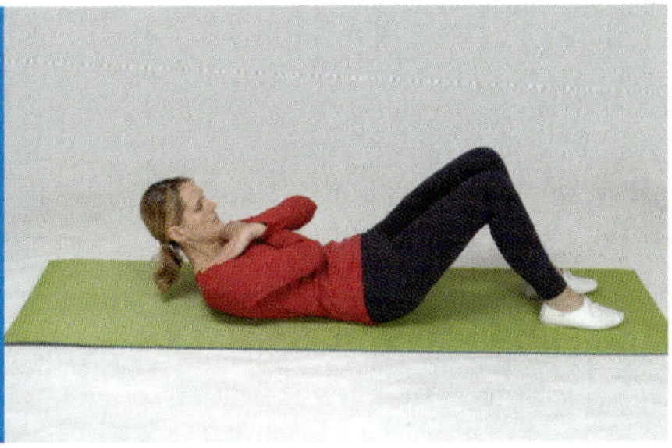

Übung 3

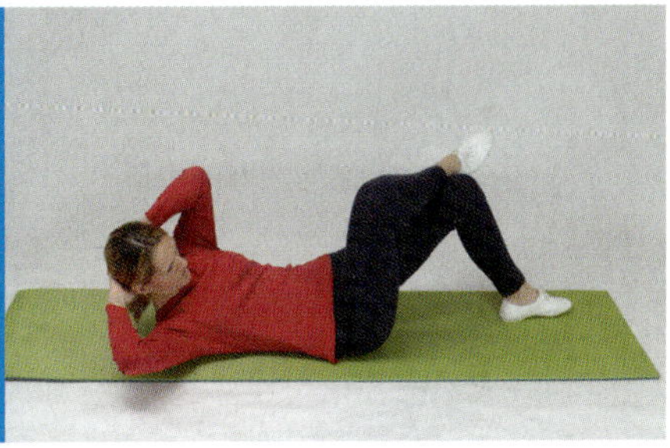

Übung 4

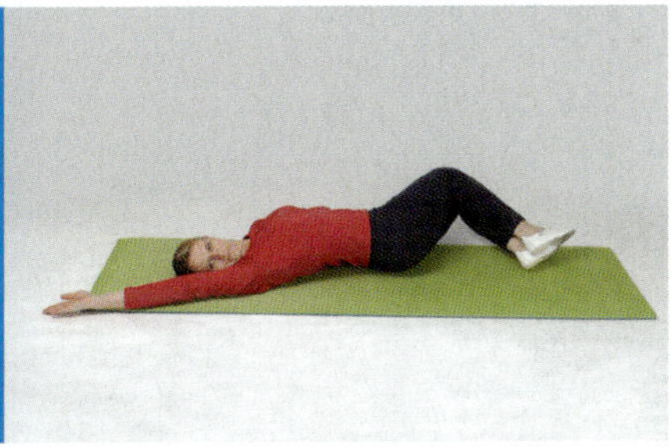

Übung 5

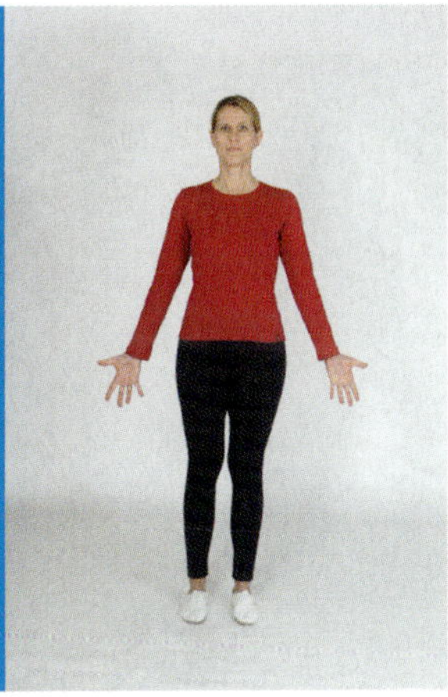

Übung 7

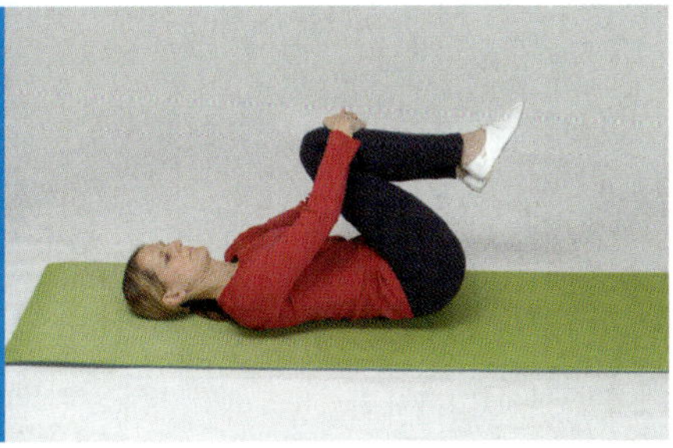

Übung 6

1. Übung

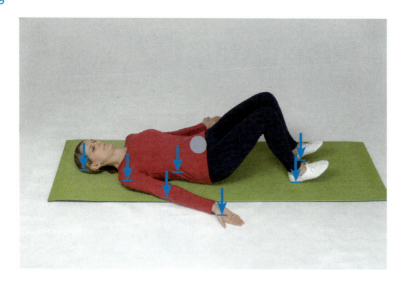

Ausgangsstellung
- Rückenlage
- Beine gebeugt
- Fersen am Boden
- Arme gestreckt, leicht abgespreizt neben dem Körper
- Handflächen nach oben

Wiederholungen
- 3 x

Ausführung
- Bauchmuskeln spannen
- Kreuz in den Boden drücken
- Fersen in den Boden drücken
- Arme und Hände in den Boden drücken
- Hinterkopf in den Boden drücken
- Spannung halten, bis 10 zählen
- Spannung lösen, bis 5 zählen
- Übung wiederholen

Tipps und Fallen
- weiteratmen

→ dehnen →| drücken |→ stemmen

2. Übung

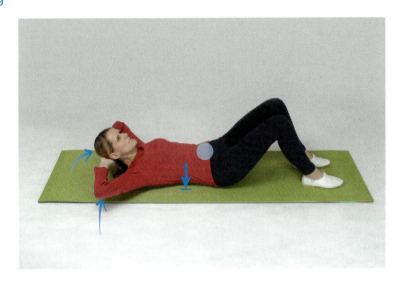

Ausgangsstellung
- Rückenlage
- Beine gebeugt
- Füße am Boden
- Hände unter dem Kopf

Wiederholungen
- 3 x

Ausführung
- Bauchmuskeln spannen
- Kreuz in den Boden drücken
- nun Kopf, Arme und Schultern vom Boden abheben
- die Position etwas halten
- langsam wieder zurücklegen
- Spannung lösen

Tipps und Fallen
- auf die Knie schauen
- weiteratmen

3. Übung

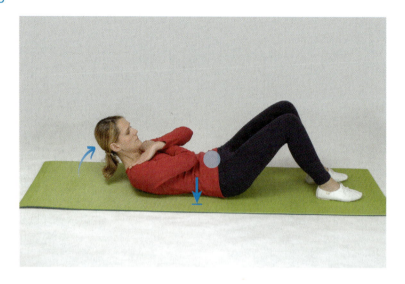

Ausgangsstellung
- Rückenlage
- Beine gebeugt
- Füße am Boden
- Arme auf der Brust gekreuzt

Wiederholungen
- 3 x

Ausführung
- Bauchmuskeln spannen
- Kreuz in den Boden drücken
- nun Kopf, Schultern und Oberkörper vom Boden abheben
- die Position etwas halten
- langsam wieder zurücklegen
- Spannung lösen

Tipps und Fallen
- auf die Knie schauen
- weiteratmen

 dehnen   drücken    stemmen

4. Übung

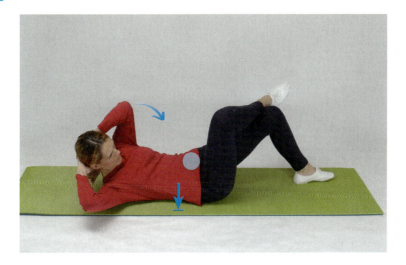

Ausgangsstellung
- Rückenlage
- Beine gebeugt
- Füße am Boden
- Hände unter dem Kopf

Wiederholungen
- 2 x zu jedem Knie aufrichten

Ausführung
- rechten Fuß auf das linke Knie legen
- Bauchmuskeln spannen
- Kreuz in den Boden drücken
- nun Kopf, Arme und Oberkörper vom Boden abheben
- linken Ellbogen in Richtung rechtes Knie führen
- die Position etwas halten
- langsam wieder zurücklegen
- Spannung lösen

Tipps und Fallen
- weiteratmen
- das Knie nicht zum Ellbogen ziehen

 Bewegungsrichtung spannen ▬ strecken

5. Übung

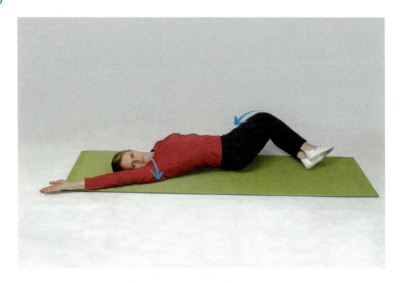

Ausgangsstellung
- Rückenlage
- Beine gebeugt
- Füße am Boden
- rechter Arm liegt über dem Kopf am Boden
- linker Arm liegt neben dem Körper

Wiederholungen
- 2 x jede Seite

Ausführung
Dehnübung
- beide Beine gebeugt nach links senken
- Kopf nach rechts drehen
- einen Augenblick so liegen bleiben
- langsam in die Ausgangsstellung zurück kommen
- Spannung lösen

Tipps und Fallen
- die Knie nicht gewaltsam zum Boden drücken

 dehnen    drücken   stemmen

6. Übung

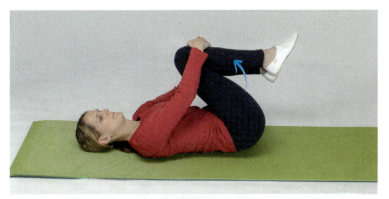

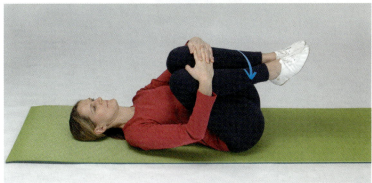

Ausgangsstellung
- Rückenlage
- Beine gebeugt
- Füße am Boden
- Arme neben dem Körper

Wiederholungen
- einige Male hin und her wiegen

Ausführung
- beide Knie an den Bauch ziehen
- mit beiden Händen die Knie fassen
- bei Kniebeschwerden die Beine unter den Knien halten
- auf dem Rücken leicht zur Seite nach rechts und links wiegen

Tipps und Fallen
- nicht zur Seite umfallen
- der Kopf bleibt liegen

 Bewegungsrichtung ● spannen ▬ strecken

7. Übung

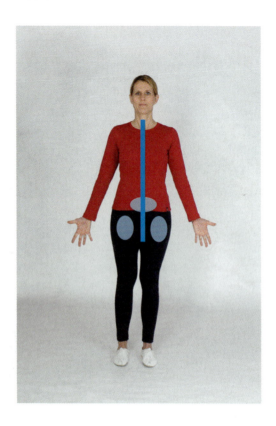

Ausgangsstellung
- Stand mit Haltungskontrolle
- Füße hüftbreit auseinander gestellt
- Zehen zeigen nach vorn

Wiederholungen
- 3 x

Ausführung
- Bauch- und Gesäßmuskeln spannen
- Beinmuskeln spannen
- Schultern etwas zurücknehmen
- Rücken strecken
- Arme nach außen drehen
- leicht vom Körper abspreizen
- Finger spreizen
- Kopf und Nacken lang herausstrecken
- Spannung halten, bis 10 zählen
- Spannung lösen

Tipps und Fallen
- Kopf nicht nach hinten beugen
- Kinn leicht zum Brustkorb ziehen
- weiteratmen

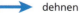 dehnen   drücken   stemmen

KAPITEL
18 Übungstag 18

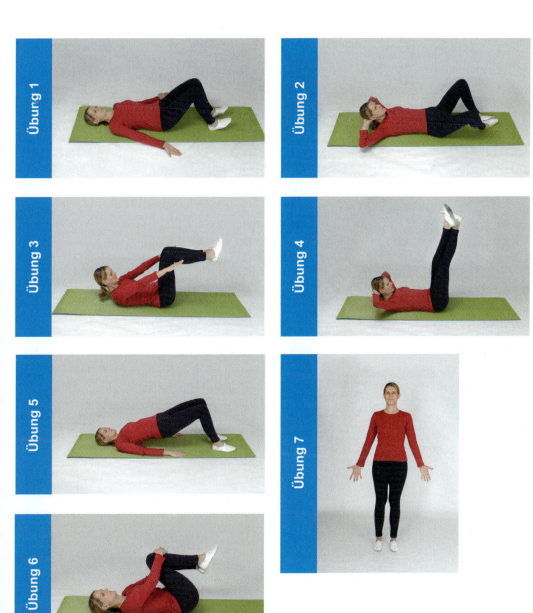

Übungstag 18

1. Übung

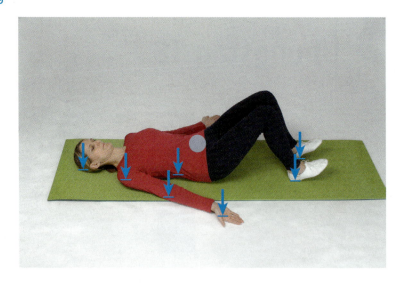

Ausgangsstellung
- Rückenlage
- Beine gebeugt
- Fersen am Boden
- Arme gestreckt, leicht abgespreizt neben dem Körper
- Handflächen nach oben

Wiederholungen
- 3 x

Ausführung
- Bauchmuskeln spannen
- Kreuz in den Boden drücken
- Fersen in den Boden drücken
- Arme und Hände in den Boden drücken
- Hinterkopf in den Boden drücken
- Spannung halten, bis 10 zählen
- Spannung lösen, bis 5 zählen
- Übung wiederholen

Tipps und Fallen
- weiteratmen

 dehnen   drücken    stemmen

2. Übung

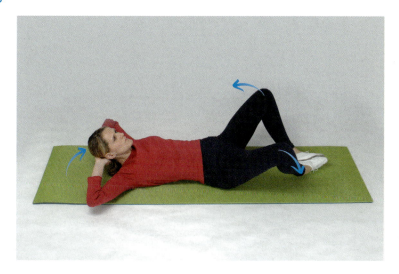

Ausgangsstellung
- Rückenlage
- Beine gebeugt
- Füße am Boden
- Hände unter dem Kopf

Wiederholungen
- 3 x

Ausführung
- beide Beine gebeugt spreizen
- Fußsohlen aneinander legen
- Arme, Kopf und Oberkörper anheben
- einen Augenblick in der Position bleiben
- langsam in die Ausgangsstellung zurücklegen
- Spannung lösen

Tipps und Fallen
- weiteratmen

3. Übung

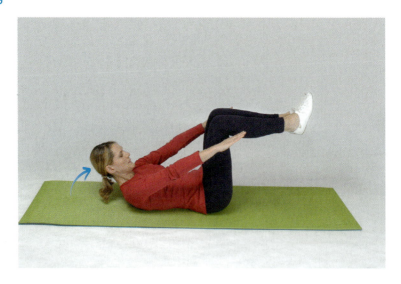

Ausgangsstellung
- Rückenlage
- Beine gebeugt
- Füße am Boden
- Arme gestreckt neben dem Körper

Wiederholungen
- 3 x

Ausführung
- beide Beine rechtwinklig in den Hüft- und Kniegelenken anbeugen
- Kopf, Arme und Oberkörper anheben
- Arme neben den Knien nach vorn ausstrecken
- einen Augenblick in der Position bleiben
- langsam in die Ausgangsstellung zurücklegen
- Spannung lösen

Tipps und Fallen
- nicht zu hoch aufrichten wollen
- die Bauchmuskulatur ist ausreichend gespannt, wenn die Schulterblätter den Boden nicht mehr berühren
- weiteratmen

 dehnen drücken stemmen

4. Übung

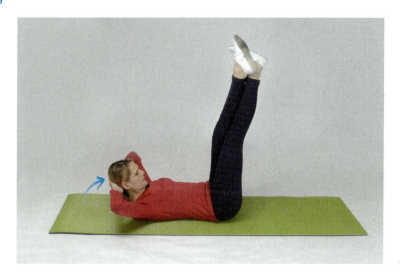

Ausgangsstellung
- Rückenlage
- Beine gebeugt
- Füße am Boden
- Hände unter dem Kopf

Wiederholungen
- 3 x

Ausführung
- beide Beine nach oben strecken
- Füße in Knöchelhöhe kreuzen
- Arme, Kopf und Oberkörper anheben
- nach oben schauen
- einen Augenblick in der Position bleiben
- langsam in die Ausgangsstellung zurücklegen
- Spannung lösen

Tipps und Fallen
- die Ellbogen gut zur Seite halten
- weiteratmen

5. Übung

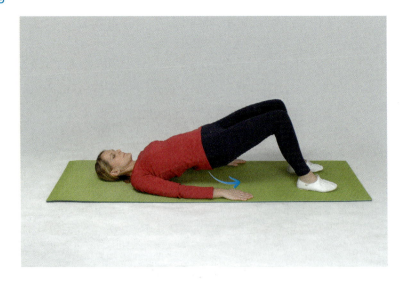

Ausgangsstellung
- Rückenlage
- Beine gebeugt
- Füße am Boden
- Arme gestreckt neben dem Körper

Wiederholungen
- 3–5 x

Ausführung
- den Rücken vom Boden abheben
- nun den Rücken von der Brustwirbelsäule, Lendenwirbelsäule, zum Kreuzbein und Gesäß auf den Boden zurück abrollen

Tipps und Fallen
- den Rücken nicht ins Hohlkreuz drücken

 dehnen   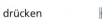 drücken    stemmen

6. Übung

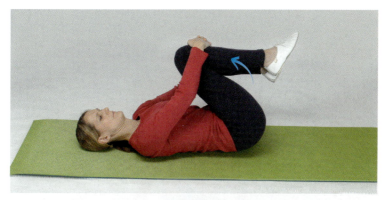

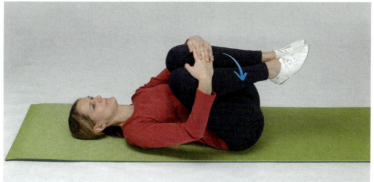

Ausgangsstellung
- Rückenlage
- Beine gebeugt
- Füße am Boden
- Arme neben dem Körper

Wiederholungen
- einige Male hin und her wiegen

Ausführung
- beide Knie an den Bauch ziehen
- mit beiden Händen die Knie fassen
- bei Kniebeschwerden die Beine unter den Knien halten
- auf dem Rücken leicht zur Seite nach rechts und links wiegen

Tipps und Fallen
- nicht zur Seite umfallen
- der Kopf bleibt liegen

 Bewegungsrichtung   ● spannen   ▬ strecken

7. Übung

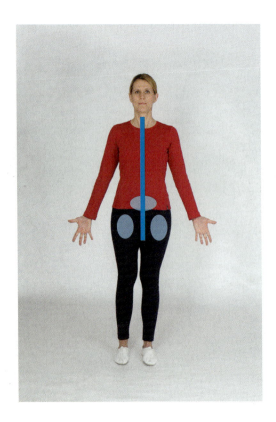

Ausgangsstellung
- Stand mit Haltungskontrolle
- Füße hüftbreit auseinander gestellt
- Zehen zeigen nach vorn

Wiederholungen
- 3 x

Ausführung
- Bauch- und Gesäßmuskeln spannen
- Beinmuskeln spannen
- Schultern etwas zurücknehmen
- Rücken strecken
- Arme nach außen drehen
- leicht vom Körper abspreizen
- Finger spreizen
- Kopf und Nacken lang herausstrecken
- Spannung halten, bis 10 zählen
- Spannung lösen

Tipps und Fallen
- Kopf nicht nach hinten beugen
- Kinn leicht zum Brustkorb ziehen
- weiteratmen

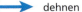 dehnen   drücken   stemmen

KAPITEL
19 Übungstag 19

Übung 1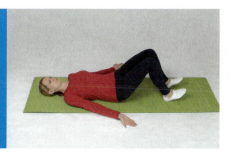

Übung 2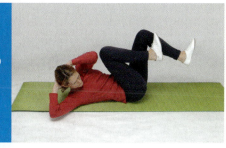

Übung 3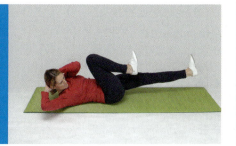

Übung 4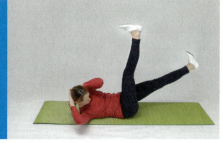

Übung 5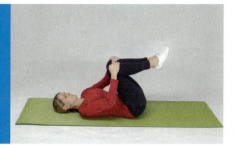

Übung 7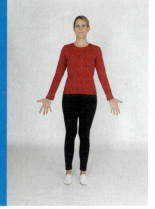

Übung 6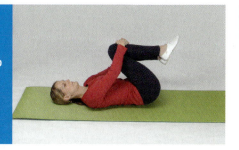

Übungstag 19

1. Übung

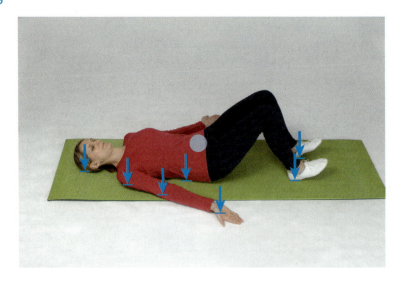

Ausgangsstellung
- Rückenlage
- Beine gebeugt
- Fersen am Boden
- Arme gestreckt, leicht abgespreizt neben dem Körper
- Handflächen nach oben

Wiederholungen
- 3 x

Ausführung
- Bauchmuskeln spannen
- Kreuz in den Boden drücken
- Fersen in den Boden drücken
- Arme und Hände in den Boden drücken
- Hinterkopf in den Boden drücken
- Spannung halten, bis 10 zählen
- Spannung lösen, bis 5 zählen
- Übung wiederholen

Tipps und Fallen
- weiteratmen

→ dehnen → drücken → stemmen

2. Übung

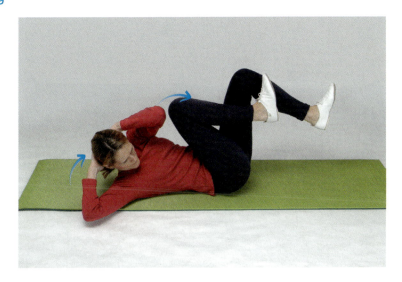

Ausgangsstellung
- Rückenlage
- Beine gebeugt
- Füße am Boden
- Hände unter dem Kopf

Wiederholungen
- einige Male

Ausführung
- beide Knie an den Bauch heranbeugen
- nun linken Ellbogen in Richtung rechtes Knie führen
- Ellbogen zurücknehmen
- rechten Ellbogen in Richtung linkes Knie führen
- Ellbogen zurücknehmen
- im Wechsel üben

Tipps und Fallen
- nicht zu schnell werden
- weiteratmen

3. Übung

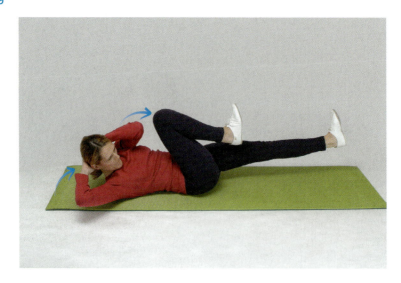

Ausgangsstellung
- Rückenlage
- Beine gebeugt
- Füße am Boden
- Hände unter dem Kopf

Wiederholungen
- einige Male

Ausführung
- linken Ellbogen in Richtung rechtes Knie führen
- Ellbogen zurücknehmen, aber nicht ablegen
- das rechte Bein strecken
- knapp über dem Boden halten
- Fußspitze anschauen
- gleichzeitig das linke Knie in Richtung rechten Ellbogen führen
- im Wechsel üben

Tipps und Fallen
- nicht zu schnell werden
- die Beine immer gut strecken
- weiteratmen

 dehnen   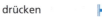 drücken    stemmen

4. Übung

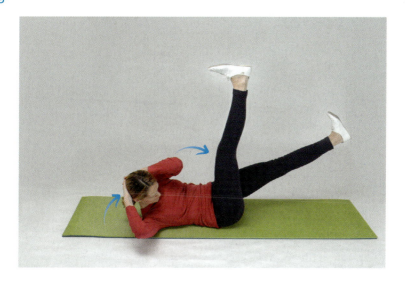

Ausgangsstellung
- Rückenlage
- Beine gebeugt
- Füße am Boden
- Hände unter dem Kopf

Wiederholungen
- einige Male

Ausführung
- das rechte Bein gerade nach oben strecken
- den linken Ellbogen in Richtung rechtes Knie führen
- Ellbogen zurücknehmen, aber nicht ablegen
- nun das rechte Bein gestreckt senken und knapp über dem Boden halten
- nun das linke Bein nach oben strecken
- den rechten Ellbogen in Richtung linkes Knie führen
- Ellbogen zurücknehmen, aber nicht ablegen
- nun das linke Bein gestreckt senken und knapp über dem Boden halten
- gleichzeitig das rechte Bein gestreckt nach oben anheben
- im Wechsel üben

Tipps und Fallen
- schwere Übung
- nicht zu schnell werden
- weiteratmen

5. Übung

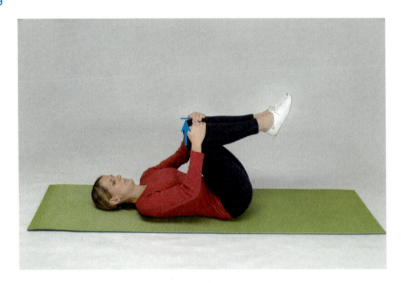

Ausgangsstellung
- Rückenlage
- Beine gebeugt
- Füße am Boden
- Arme gestreckt neben dem Körper

Wiederholungen
- einige Male üben

Ausführung
- beide Knie an den Bauch heranbeugen
- beide Hände umfassen die Knie
- nun langsam und vorsichtig beide Knie in die Hände drücken
- einen Augenblick diese Position halten
- Spannung langsam lösen

Tipps und Fallen
- der Kopf bleibt am Boden
- weiteratmen

6. Übung

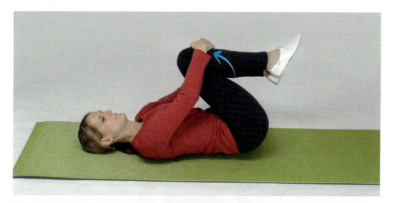

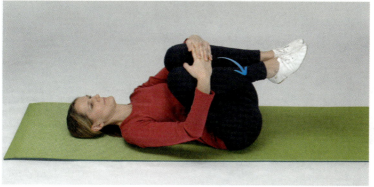

Ausgangsstellung
- Rückenlage
- Beine gebeugt
- Füße am Boden
- Arme neben dem Körper

Wiederholungen
- einige Male hin und her wiegen

Ausführung
- beide Knie an den Bauch ziehen
- mit beiden Händen die Knie fassen
- bei Kniebeschwerden die Beine unter den Knien halten
- auf dem Rücken leicht zur Seite nach rechts und links wiegen

Tipps und Fallen
- nicht zur Seite umfallen
- der Kopf bleibt liegen

 Bewegungsrichtung   spannen ▬ strecken

7. Übung

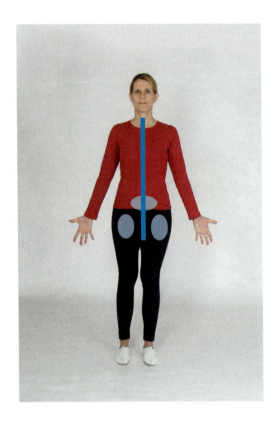

Ausgangsstellung
- Stand mit Haltungskontrolle
- Füße hüftbreit auseinander gestellt
- Zehen zeigen nach vorn

Wiederholungen
- 3 x

Ausführung
- Bauch- und Gesäßmuskeln spannen
- Beinmuskeln spannen
- Schultern etwas zurücknehmen
- Rücken strecken
- Arme nach außen drehen
- leicht vom Körper abspreizen
- Finger spreizen
- Kopf und Nacken lang herausstrecken
- Spannung halten, bis 10 zählen
- Spannung lösen

Tipps und Fallen
- Kopf nicht nach hinten beugen
- Kinn leicht zum Brustkorb ziehen
- weiteratmen

 dehnen   drücken    stemmen

KAPITEL
20 Übungstag 20

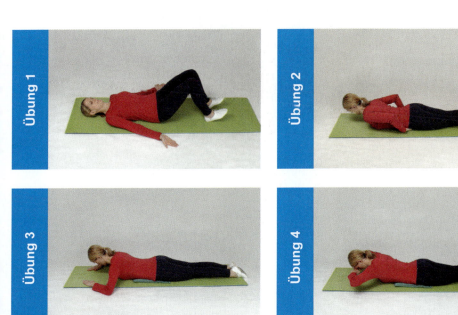

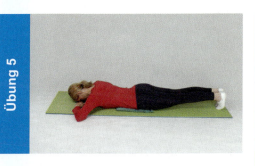

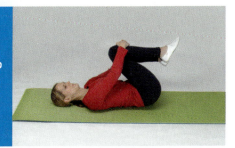

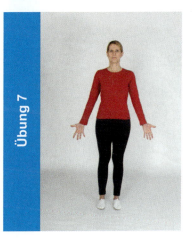

1. Übung

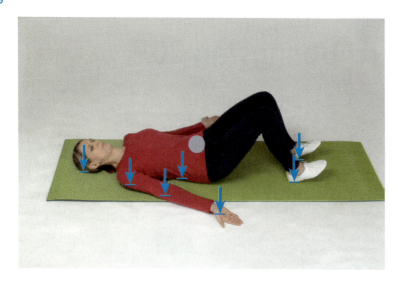

Ausgangsstellung
- Rückenlage
- Beine gebeugt
- Fersen am Boden
- Arme gestreckt, leicht abgespreizt neben dem Körper
- Handflächen nach oben

Wiederholungen
- 3 x

Ausführung
- Bauchmuskeln spannen
- Kreuz in den Boden drücken
- Fersen in den Boden drücken
- Arme und Hände in den Boden drücken
- Hinterkopf in den Boden drücken
- Spannung halten, bis 10 zählen
- Spannung lösen, bis 5 zählen
- Übung wiederholen

Tipps und Fallen
- weiteratmen

 dehnen   drücken   stemmen

2. Übung

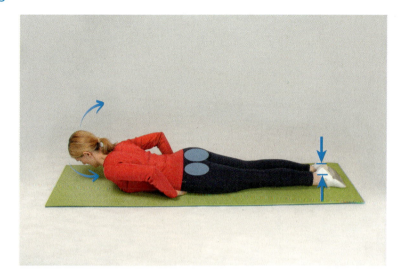

Ausgangsstellung
- Bauchlage, Kissen unter dem Bauch
- Beine gestreckt
- Füße liegen auf den Fußrücken am Boden
- die Arme liegen gestreckt neben dem Körper
- die Stirn liegt am Boden

Wiederholungen
- 3 x

Ausführung
- beide Hände unter die Leisten legen
- beide Füße aneinander drücken
- Beine spannen
- Gesäßmuskeln spannen
- die Leisten in die Hände drücken
- Bauch einziehen
- Kopf anheben und Kinn in Richtung Brust ziehen
- einen Augenblick diese Position halten
- Kopf zurücklegen
- Spannung langsam lösen

Tipps und Fallen
- weiteratmen

3. Übung

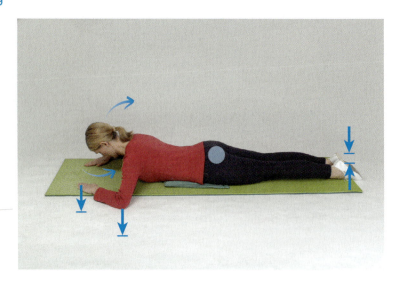

Ausgangsstellung
- Bauchlage, Kissen unter dem Bauch
- Beine gestreckt
- Füße liegen auf den Fußrücken am Boden
- die Arme liegen leicht angewinkelt neben dem Kopf

Wiederholungen
- 3 x

Ausführung
- beide Füße aneinander drücken
- Beine spannen
- Gesäßmuskeln spannen
- beide Hände und Unterarme in den Boden drücken
- Bauch einziehen
- Kopf anheben und Kinn in Richtung Brust ziehen
- einen Augenblick diese Position halten
- Kopf zurücklegen
- Spannung langsam lösen

Tipps und Fallen
- weiteratmen

 dehnen   drücken  stemmen

4. Übung

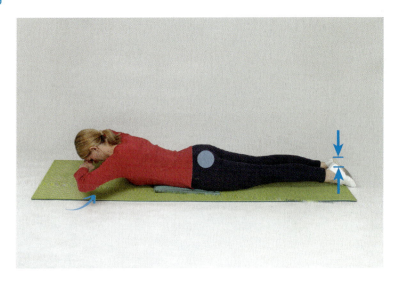

Ausgangsstellung
- Bauchlage, Kissen unter dem Bauch
- Beine gestreckt
- Füße liegen auf den Fußrücken am Boden
- Hände liegen unter der Stirn am Boden

Wiederholungen
- 3 x

Ausführung
- beide Füße aneinander drücken
- Beine spannen
- Gesäßmuskeln spannen
- Bauch einziehen
- beide Arme und Hände anheben
- die Stirn bleibt auf den Händen liegen
- einen Augenblick diese Position halten
- beide Arme, Hände und Kopf zurücklegen
- Spannung langsam lösen

Tipps und Fallen
- Arme nur in Schulterhöhe anheben
- weiteratmen

 Bewegungsrichtung   spannen   ▬ strecken

5. Übung

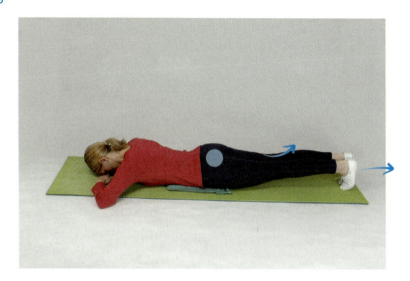

Ausgangsstellung
- Bauchlage, Kissen unter dem Bauch
- Beine gestreckt
- die Zehen stehen gebeugt am Boden
- Hände liegen unter der Stirn am Boden

Wiederholungen
- 5 x

Ausführung
- beide Fersen nach unten ziehen
- die Knie heben vom Boden ab
- die Beine sind gestreckt
- Gesäßmuskeln spannen
- Bauch einziehen
- einen Augenblick diese Position halten
- Spannung langsam lösen

Tipps und Fallen
- weiteratmen

6. Übung

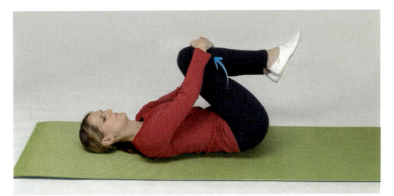

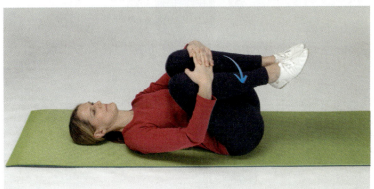

Ausgangsstellung
- Rückenlage
- Beine gebeugt
- Füße am Boden
- Arme neben dem Körper

Wiederholungen
- einige Male hin und her wiegen

Ausführung
- beide Knie an den Bauch ziehen
- mit beiden Händen die Knie fassen
- bei Kniebeschwerden die Beine unter den Knien halten
- auf dem Rücken leicht zur Seite nach rechts und links wiegen

Tipps und Fallen
- nicht zur Seite umfallen
- der Kopf bleibt liegen

 Bewegungsrichtung   spannen   strecken

7. Übung

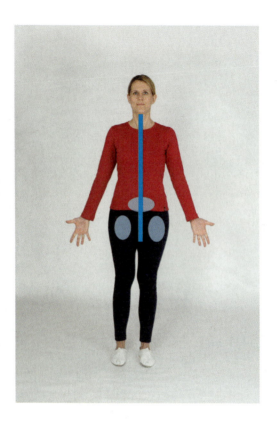

Ausgangsstellung
- Stand mit Haltungskontrolle
- Füße hüftbreit auseinander gestellt
- Zehen zeigen nach vorn

Wiederholungen
- 3 x

Ausführung
- Bauch- und Gesäßmuskeln spannen
- Beinmuskeln spannen
- Schultern etwas zurücknehmen
- Rücken strecken
- Arme nach außen drehen
- leicht vom Körper abspreizen
- Finger spreizen
- Kopf und Nacken lang herausstrecken
- Spannung halten, bis 10 zählen
- Spannung lösen

Tipps und Fallen
- Kopf nicht nach hinten beugen
- Kinn leicht zum Brustkorb ziehen
- weiteratmen

 dehnen   drücken   stemmen

KAPITEL 21
Übungstag 21

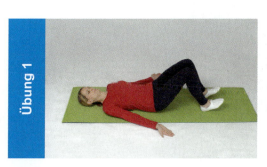
Übung 1

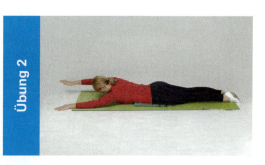
Übung 2

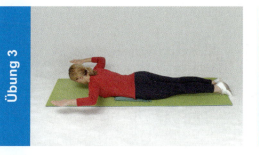
Übung 3

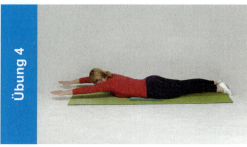
Übung 4

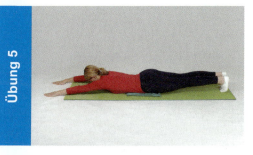
Übung 5

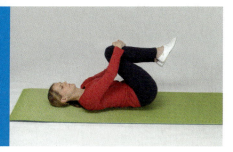
Übung 7

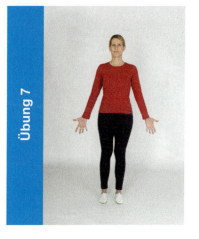
Übung 6

164 Übungstag 21

1. Übung

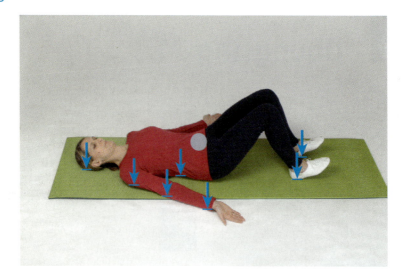

Ausgangsstellung
- Rückenlage
- Beine gebeugt
- Fersen am Boden
- Arme gestreckt, leicht abgespreizt neben dem Körper
- Handflächen nach oben

Wiederholungen
- 3 x

Ausführung
- Bauchmuskeln spannen
- Kreuz in den Boden drücken
- Fersen in den Boden drücken
- Arme und Hände in den Boden drücken
- Hinterkopf in den Boden drücken
- Spannung halten, bis 10 zählen
- Spannung lösen, bis 5 zählen
- Übung wiederholen

Tipps und Fallen
- weiteratmen

→ dehnen   → drücken   → stemmen

2. Übung

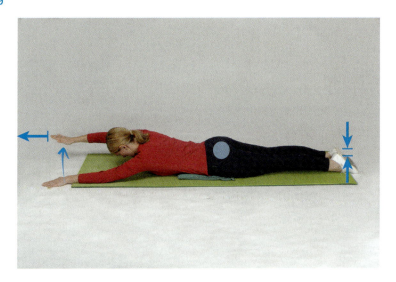

Ausgangsstellung
- Bauchlage, Kissen unter dem Bauch
- Beine gestreckt
- Füße liegen auf den Fußrücken am Boden
- beide Arme liegen gestreckt nach vorn am Boden

Wiederholungen
- 2 x mit jedem Arm üben

Ausführung
- beide Füße aneinander drücken
- Beine spannen
- Gesäßmuskeln spannen
- Bauch einziehen
- rechten Arm am Boden herausschieben
- den Arm anheben
- Kopf nasefrei vom Boden abheben
- Blick bleibt zum Boden gerichtet
- einen Augenblick diese Position halten
- Kopf und Arm zurücklegen
- Spannung langsam lösen

Tipps und Fallen
- Arm nur in Schulterhöhe anheben
- zum Boden schauen
- weiteratmen

3. Übung

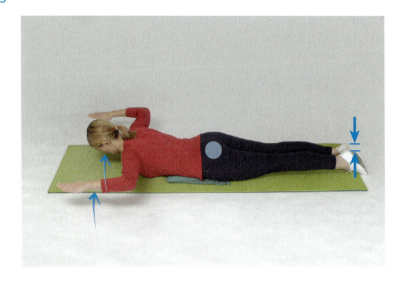

Ausgangsstellung
- Bauchlage, Kissen unter dem Bauch
- Beine gestreckt
- Füße liegen auf den Fußrücken am Boden
- beide Arme in U-Halte, d.h. Arme liegen in Schulterbreite, die Unterarme sind rechtwinklig angebeugt

Wiederholungen
- 3 x

Ausführung
- beide Füße aneinander drücken
- Beine spannen
- Gesäßmuskeln spannen
- Bauch einziehen
- beide Arme in U-Halte anheben
- Kopf nasefrei vom Boden abheben
- Blick bleibt zum Boden gerichtet
- einen Augenblick diese Position halten
- Kopf und Arme zurücklegen
- Spannung langsam lösen

Tipps und Fallen
- Arme nur in Schulterhöhe anheben
- zum Boden schauen
- weiteratmen

 dehnen   drücken    stemmen

4. Übung

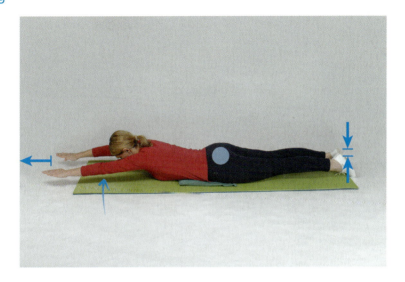

Ausgangsstellung
- Bauchlage, Kissen unter dem Bauch
- Beine gestreckt
- Füße liegen auf den Fußrücken am Boden
- beide Arme liegen gestreckt nach vorn am Boden

Wiederholungen
- 3 x

Ausführung
- beide Füße aneinander drücken
- Beine spannen
- Gesäßmuskeln spannen
- Bauch einziehen
- beide Arme gestreckt am Boden lang herausschieben
- beide Arme anheben
- Kopf nasefrei vom Boden abheben
- Blick bleibt zum Boden gerichtet
- einen Augenblick diese Position halten
- Kopf und Arme zurücklegen
- Spannung langsam lösen

Tipps und Fallen
- Arme nur in Schulterhöhe anheben
- zum Boden schauen
- weiteratmen

5. Übung

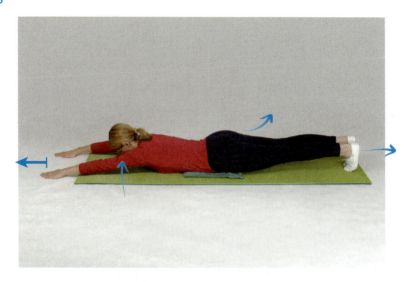

Ausgangsstellung
- Bauchlage, Kissen unter dem Bauch
- Beine gestreckt
- die Zehen stehen gebeugt am Boden
- beide Arme liegen gestreckt nach vorn am Boden

Wiederholungen
- 3 x

Ausführung
Dehnübung
- beide Fersen nach unten ziehen
- die Knie heben vom Boden ab
- die Beine sind gestreckt
- beide Arme gestreckt am Boden lang herausschieben
- Kopf nasefrei vom Boden abheben
- mit der Einatmung dehnen
- mit der Ausatmung lösen

Tipps und Fallen
- vorsichtig dehnen

 dehnen   drücken   stemmen

6. Übung

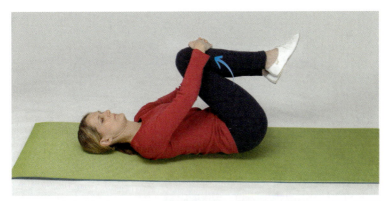

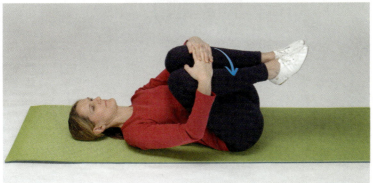

Ausgangsstellung
- Rückenlage
- Beine gebeugt
- Füße am Boden
- Arme neben dem Körper

Wiederholungen
- einige Male hin und her wiegen

Ausführung
- beide Knie an den Bauch ziehen
- mit beiden Händen die Knie fassen
- bei Kniebeschwerden die Beine unter den Knien halten
- auf dem Rücken leicht zur Seite nach rechts und links wiegen

Tipps und Fallen
- nicht zur Seite umfallen
- der Kopf bleibt liegen

 Bewegungsrichtung spannen ▬ strecken

7. Übung

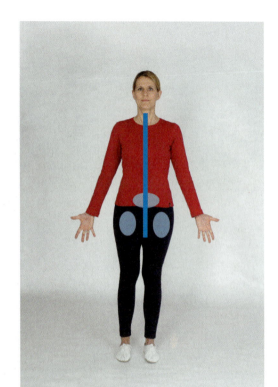

Ausgangsstellung
- Stand mit Haltungskontrolle
- Füße hüftbreit auseinander gestellt
- Zehen zeigen nach vorn

Wiederholungen
- 3 x

Ausführung
- Bauch- und Gesäßmuskeln spannen
- Beinmuskeln spannen
- Schultern etwas zurücknehmen
- Rücken strecken
- Arme nach außen drehen
- leicht vom Körper abspreizen
- Finger spreizen
- Kopf und Nacken lang herausstrecken
- Spannung halten, bis 10 zählen
- Spannung lösen

Tipps und Fallen
- Kopf nicht nach hinten beugen
- Kinn leicht zum Brustkorb ziehen
- weiteratmen

 dehnen   drücken   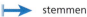 stemmen

KAPITEL
22 Übungstag 22

Übung 1

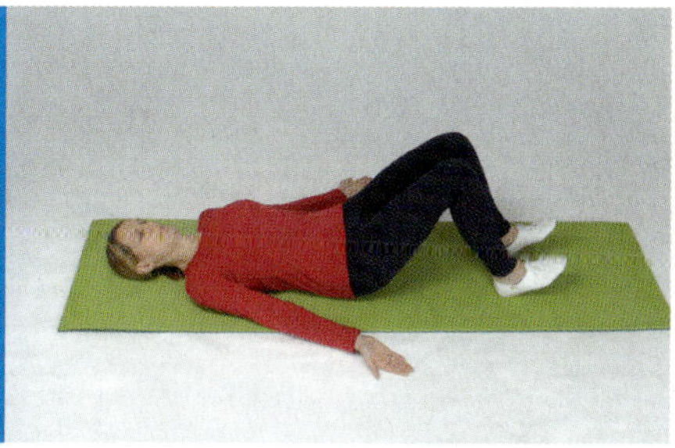

Übung 2

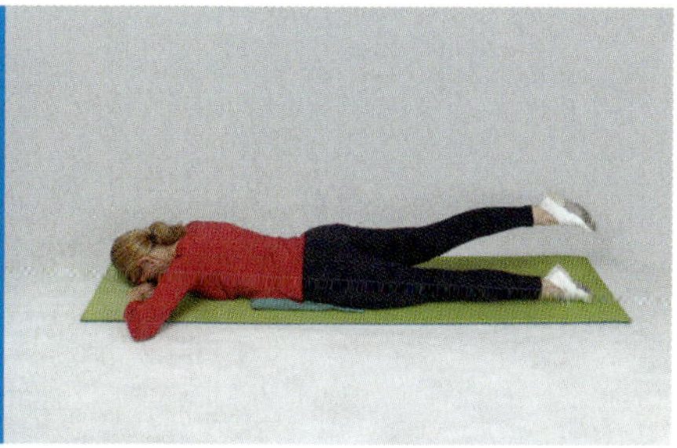

Übung 3

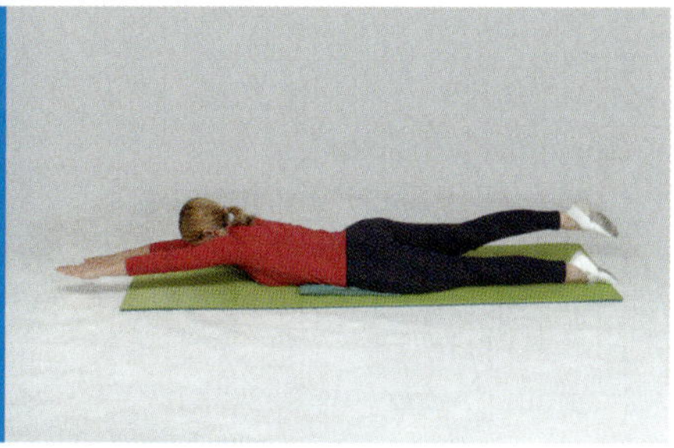

Übung 4

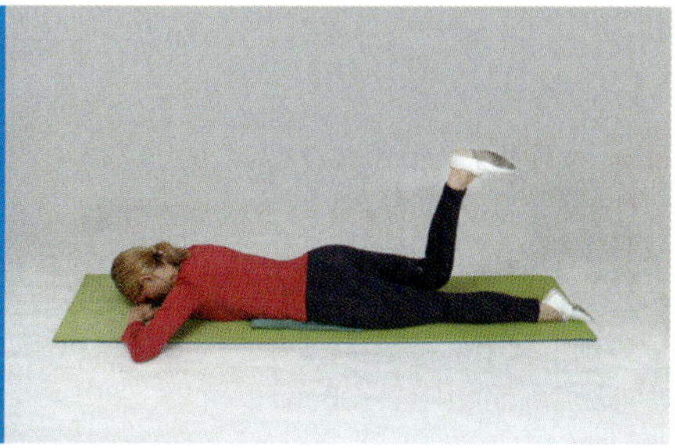

Übung 5

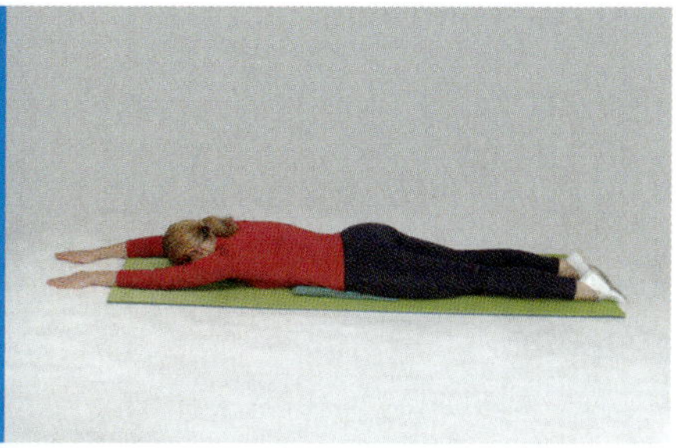

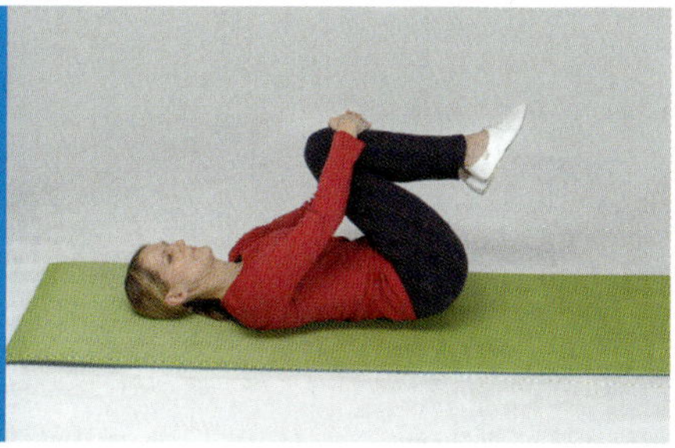

Übung 7

Übung 6

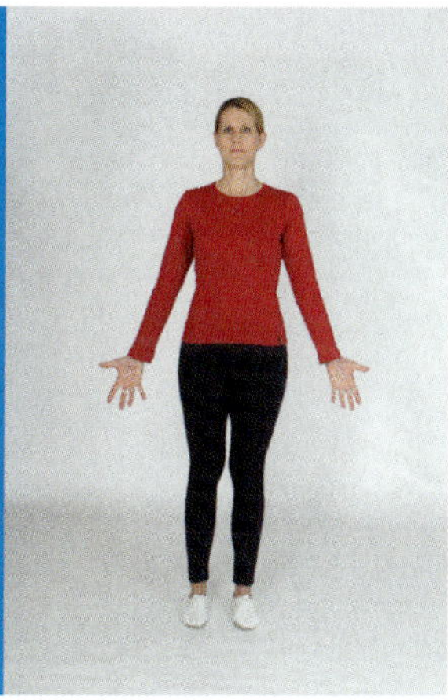

1. Übung

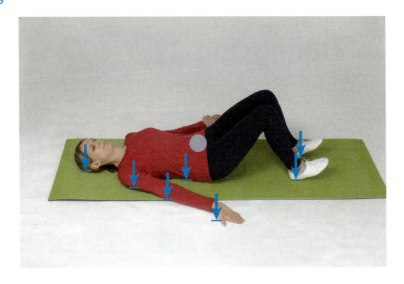

Ausgangsstellung
- Rückenlage
- Beine gebeugt
- Fersen am Boden
- Arme gestreckt, leicht abgespreizt neben dem Körper
- Handflächen nach oben

Wiederholungen
- 3 x

Ausführung
- Bauchmuskeln spannen
- Kreuz in den Boden drücken
- Fersen in den Boden drücken
- Arme und Hände in den Boden drücken
- Hinterkopf in den Boden drücken
- Spannung halten, bis 10 zählen
- Spannung lösen, bis 5 zählen
- Übung wiederholen

Tipps und Fallen
- weiteratmen

2. Übung

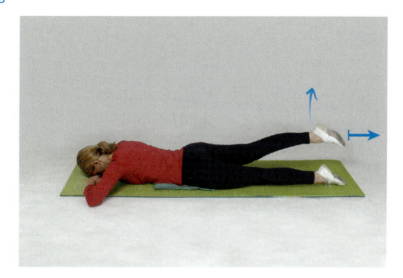

Ausgangsstellung
- Bauchlage, Kissen unter dem Bauch
- Beine gestreckt
- Füße liegen auf den Fußrücken am Boden
- beide Hände liegen unter der Stirn am Boden

Wiederholungen
- 2 x mit jedem Bein üben

Ausführung
- rechtes Bein am Boden herausschieben
- das Bein anheben
- einen Augenblick diese Position halten
- Bein zurücklegen
- Spannung langsam lösen

Tipps und Fallen
- das Bein nur in Körperhöhe anheben
- weiteratmen

3. Übung

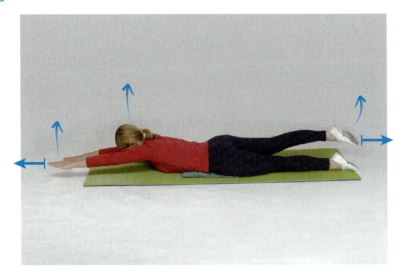

Ausgangsstellung
- Bauchlage, Kissen unter dem Bauch
- Beine gestreckt
- Füße liegen auf den Fußrücken am Boden
- beide Arme liegen gestreckt nach vorn am Boden

Wiederholungen
- 2 x jede Seite üben

Ausführung
- linken Arm und rechtes Bein gestreckt am Boden herausschieben
- Arm und Bein anheben
- Kopf nasefrei vom Boden abheben
- Blick bleibt zum Boden gerichtet
- einen Augenblick in dieser Position bleiben
- Kopf, Arm und Bein zurücklegen
- Spannung langsam lösen

Tipps und Fallen
- Arm und Bein nur in Körperhöhe anheben
- weiteratmen

4. Übung

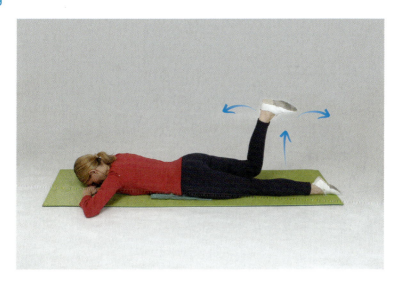

Ausgangsstellung
- Bauchlage, Kissen unter dem Bauch
- Beine gestreckt
- Füße liegen auf den Fußrücken am Boden
- beide Hände liegen unter der Stirn am Boden

Wiederholungen
- mit jedem Bein mehrere Male üben

Ausführung
- rechtes Bein in Körperhöhe anheben
- das Bein langsam im Knie beugen und wieder strecken
- diese Übung mehrere Male wiederholen, ohne das Bein abzulegen

Tipps und Fallen
- das Bein nur in Körperhöhe anheben
- weiteratmen

 Bewegungsrichtung ● spannen ▬ strecken

5. Übung

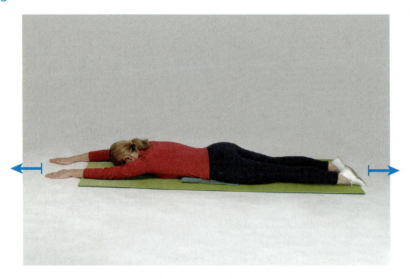

Ausgangsstellung
- Bauchlage, Kissen unter dem Bauch
- Beine gestreckt
- Füße liegen auf den Fußrücken am Boden
- beide Arme liegen gestreckt nach vorn am Boden

Wiederholungen
- 2 x jede Seite üben

Ausführung
Dehnübung
- rechten Arm und linkes Bein gestreckt am Boden herausschieben
- Stirn bleibt am Boden
- mit der Einatmung dehnen
- mit der Ausatmung lösen

Tipps und Fallen
- vorsichtig dehnen

→ dehnen   →| drücken |→ stemmen

6. Übung

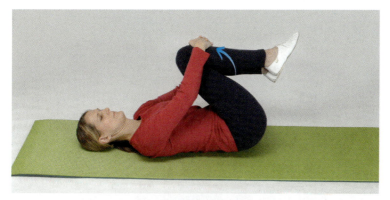

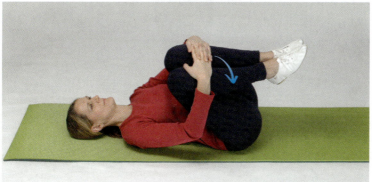

Ausgangsstellung
- Rückenlage
- Beine gebeugt
- Füße am Boden
- Arme neben dem Körper

Wiederholungen
- einige Male hin und her wiegen

Ausführung
- beide Knie an den Bauch ziehen
- mit beiden Händen die Knie fassen
- bei Kniebeschwerden die Beine unter den Knien halten
- auf dem Rücken leicht zur Seite nach rechts und links wiegen

Tipps und Fallen
- nicht zur Seite umfallen
- der Kopf bleibt liegen

 Bewegungsrichtung   spannen   strecken

7. Übung

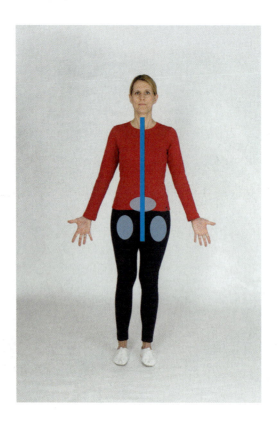

Ausgangsstellung
- Stand mit Haltungskontrolle
- Füße hüftbreit auseinander gestellt
- Zehen zeigen nach vorn

Wiederholungen
- 3 x

Ausführung
- Bauch- und Gesäßmuskeln spannen
- Beinmuskeln spannen
- Schultern etwas zurücknehmen
- Rücken strecken
- Arme nach außen drehen
- leicht vom Körper abspreizen
- Finger spreizen
- Kopf und Nacken lang herausstrecken
- Spannung halten, bis 10 zählen
- Spannung lösen

Tipps und Fallen
- Kopf nicht nach hinten beugen
- Kinn leicht zum Brustkorb ziehen
- weiteratmen

 dehnen   drücken   stemmen

KAPITEL
23 Übungstag 23

Übung 1

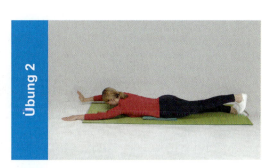
Übung 2

Übung 3

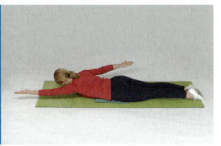
Übung 4

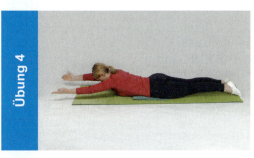

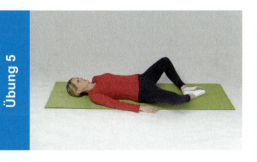
Übung 5

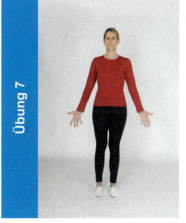
Übung 7

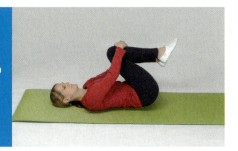
Übung 6

180 Übungstag 23

1. Übung

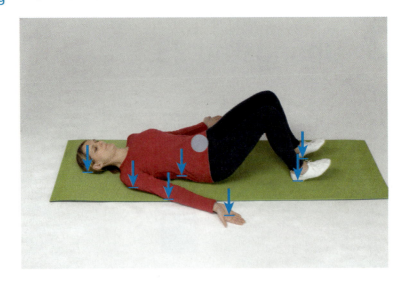

Ausgangsstellung
- Rückenlage
- Beine gebeugt
- Fersen am Boden
- Arme gestreckt, leicht abgespreizt neben dem Körper
- Handflächen nach oben

Wiederholungen
- 3 x

Ausführung
- Bauchmuskeln spannen
- Kreuz in den Boden drücken
- Fersen in den Boden drücken
- Arme und Hände in den Boden drücken
- Hinterkopf in den Boden drücken
- Spannung halten, bis 10 zählen
- Spannung lösen, bis 5 zählen
- Übung wiederholen

Tipps und Fallen
- weiteratmen

→ dehnen   →| drücken |→ stemmen

2. Übung

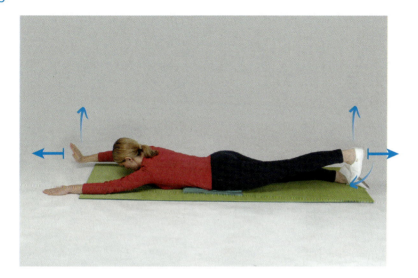

Ausgangsstellung
- Bauchlage, Kissen unter dem Bauch
- Beine gestreckt
- Füße liegen auf den Fußrücken am Boden
- beide Arme liegen gestreckt nach vorn am Boden

Wiederholungen
- 2 x jede Seite üben

Ausführung
- linkes Bein anheben, den Fuß in Richtung Körper ziehen
- rechten Arm anheben, die Hand in Richtung Unterarm ziehen
- Kopf vom Boden abheben, sodass Nase nicht aufliegt
- nun die linke Ferse nach unten dehnen und gleichzeitig die rechte Hand nach vorn schieben
- einen Augenblick diese Position halten
- Kopf, Arm und Bein zurücklegen
- Spannung langsam lösen

Tipps und Fallen
- Arm und Bein nur in Körperhöhe anheben
- vorsichtig dehnen
- weiteratmen

 Bewegungsrichtung spannen ▬ strecken

3. Übung

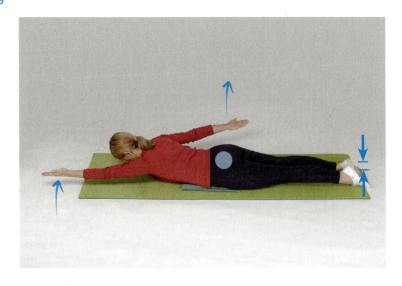

Ausgangsstellung
- Bauchlage, Kissen unter dem Bauch
- Beine gestreckt
- Füße liegen auf den Fußrücken am Boden
- rechter Arm liegt gestreckt neben dem Körper auf der Handfläche
- linker Arm liegt gestreckt nach vorn am Boden
- die Handfläche zeigt nach oben

Wiederholungen
- 3 x jede Seite üben

Ausführung
- beide Füße aneinander drücken
- Beine spannen
- Gesäßmuskeln spannen
- Bauch einziehen
- beide Arme anheben
- Kopf nasefrei vom Boden abheben
- einen Augenblick diese Position halten
- Kopf und Arme zurücklegen
- Spannung langsam lösen

Tipps und Fallen
- Arme nur in Körperhöhe anheben
- weiteratmen

 dehnen   drücken    stemmen

4. Übung

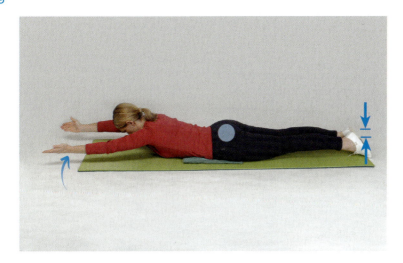

Ausgangsstellung
- Bauchlage, Kissen unter dem Bauch
- Beine gestreckt
- Füße liegen auf den Fußrücken am Boden
- beide Arme liegen gestreckt nach vorn am Boden
- die Handflächen zeigen nach oben

Wiederholungen
- 3 x

Ausführung
- beide Füße aneinander drücken
- Beine spannen
- Gesäßmuskeln spannen
- Bauch einziehen
- beide Arme anheben
- Kopf nasefrei vom Boden abheben
- Blick bleibt zum Boden gerichtet
- einen Augenblick diese Position halten
- Kopf und Arme zurücklegen
- Spannung langsam lösen

Tipps und Fallen
- Arme nur in Körperhöhe anheben
- zum Boden schauen
- weiteratmen

 Bewegungsrichtung   spannen   ▬ strecken

5. Übung

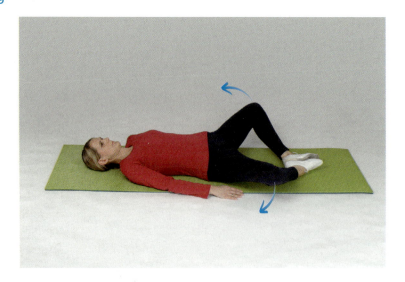

Ausgangsstellung
- Rückenlage
- Beine gestreckt
- Arme liegen neben dem Körper

Wiederholungen
- 2 x

Ausführung
Dehnübung
- beide Beine beugen
- Fußsohlen aneinander legen
- beide Knie ohne Gewalt zur Seite spreizen
- einen Augenblick diese Position halten
- beide Knie langsam schließen
- beide Beine strecken
- Spannung langsam lösen

Tipps und Fallen
- vorsichtig dehnen
- weiteratmen

 dehnen drücken  stemmen

6. Übung

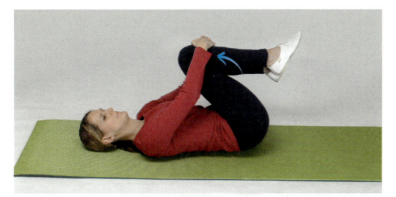

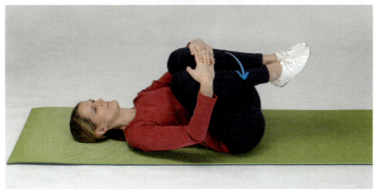

Ausgangsstellung
- Rückenlage
- Beine gebeugt
- Füße am Boden
- Arme neben dem Körper

Wiederholungen
- einige Male hin und her wiegen

Ausführung
- beide Knie an den Bauch ziehen
- mit beiden Händen die Knie fassen
- bei Kniebeschwerden die Beine unter den Knien halten
- auf dem Rücken leicht zur Seite nach rechts und links wiegen

Tipps und Fallen
- nicht zur Seite umfallen
- der Kopf bleibt liegen

7. Übung

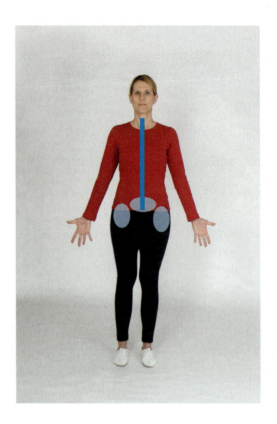

Ausgangsstellung
- Stand mit Haltungskontrolle
- Füße hüftbreit auseinander gestellt
- Zehen zeigen nach vorn

Wiederholungen
- 3 x

Ausführung
- Bauch- und Gesäßmuskeln spannen
- Beinmuskeln spannen
- Schultern etwas zurücknehmen
- Rücken strecken
- Arme nach außen drehen
- leicht vom Körper abspreizen
- Finger spreizen
- Kopf und Nacken lang herausstrecken
- Spannung halten, bis 10 zählen
- Spannung lösen

Tipps und Fallen
- Kopf nicht nach hinten beugen
- Kinn leicht zum Brustkorb ziehen
- weiteratmen

dehnen   drücken   stemmen

KAPITEL
24 Übungstag 24

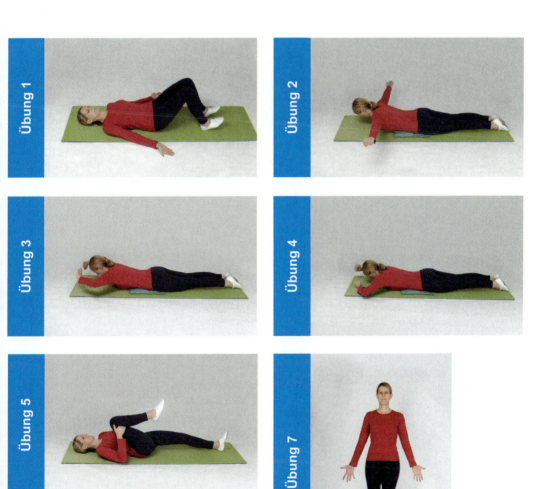
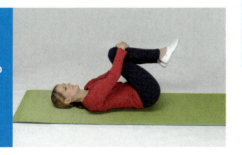

1. Übung

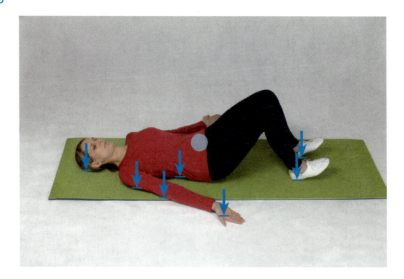

Ausgangsstellung
- Rückenlage
- Beine gebeugt
- Fersen am Boden
- Arme gestreckt, leicht abgespreizt neben dem Körper
- Handflächen nach oben

Wiederholungen
- 3 x

Ausführung
- Bauchmuskeln spannen
- Kreuz in den Boden drücken
- Fersen in den Boden drücken
- Arme und Hände in den Boden drücken
- Hinterkopf in den Boden drücken
- Spannung halten, bis 10 zählen
- Spannung lösen, bis 5 zählen
- Übung wiederholen

Tipps und Fallen
- weiteratmen

2. Übung

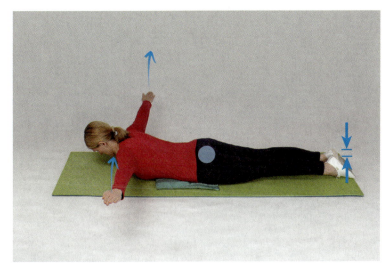

Ausgangsstellung
- Bauchlage, Kissen unter dem Bauch
- Beine gestreckt
- Füße liegen auf den Fußrücken am Boden
- Hände liegen unter der Stirn

Wiederholungen
- 3 x

Ausführung
- beide Füße aneinander drücken
- Beine spannen
- Gesäßmuskeln spannen
- Bauch einziehen
- Kopf und Arme anheben
- Blick bleibt zum Boden gerichtet
- Arme in Körperhöhe zur Seite strecken
- beide Hände hinter den Kopf nehmen
- die Arme wieder zur Seite strecken
- die Hände unter die Stirn führen
- Kopf und Arme zurücklegen
- Spannung langsam lösen

Tipps und Fallen
- Arme nur in Körperhöhe anheben
- zum Boden schauen
- weiteratmen

3. Übung

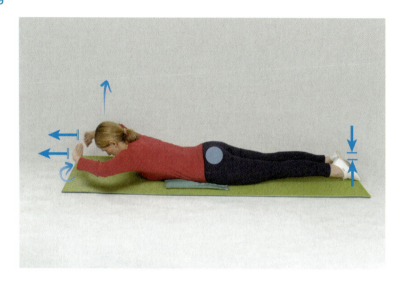

Ausgangsstellung
- Bauchlage, Kissen unter dem Bauch
- Beine gestreckt
- Füße liegen auf den Fußrücken am Boden
- beide Arme liegen im Halbkreis vor dem Kopf

Wiederholungen
- 3 x

Ausführung
- beide Füße aneinander drücken
- Beine spannen
- Gesäßmuskeln spannen
- Bauch einziehen
- beide Hände in Richtung Unterarme hochziehen
- Kopf und Arme anheben
- nun die Hände nach vorn stemmen
- etwas wegschieben wollen
- die Ellbogen bleiben gebeugt
- einen Augenblick diese Position halten
- Kopf und Arme zurücklegen
- Spannung langsam lösen

Tipps und Fallen
- zum Boden schauen
- weiteratmen

→ dehnen   → drücken   → stemmen

4. Übung

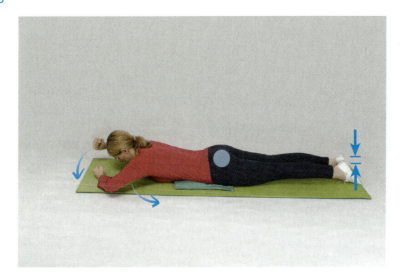

Ausgangsstellung
- Bauchlage, Kissen unter dem Bauch
- Beine gestreckt
- Füße liegen auf den Fußrücken am Boden
- beide Arme liegen im Halbkreis vor dem Kopf

Wiederholungen
- 3 x

Ausführung
- beide Füße aneinander drücken
- Beine spannen
- Gesäßmuskeln spannen
- Bauch einziehen
- beide Hände zu Fäusten ballen
- nun mit den Fäusten auf den Boden trommeln
- Kopf nasefrei vom Boden abheben
- Kinn in Richtung Brust ziehen
- Kopf und Arme zurücklegen
- Spannung langsam lösen

Tipps und Fallen
- auf die Spannung der Beine achten
- die Füße bleiben am Boden
- weiteratmen

5. Übung

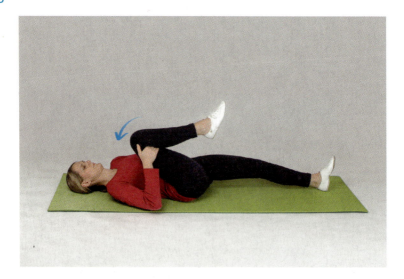

Ausgangsstellung
- Rückenlage
- Beine gestreckt
- Arme liegen neben dem Körper

Wiederholungen
- 2 x mit jedem Bein üben

Ausführung
Dehnübung
- das rechte Bein an den Bauch heranbeugen
- das Bein mit beiden Händen unter dem Knie fassen und leicht an den Bauch heranziehen
- der Kopf bleibt am Boden liegen
- einen Augenblick diese Position halten
- die Hände lösen
- das Bein und die Arme zurücklegen

Tipps und Fallen
- weiteratmen

6. Übung

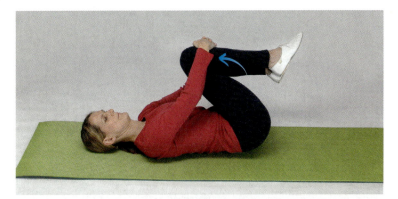

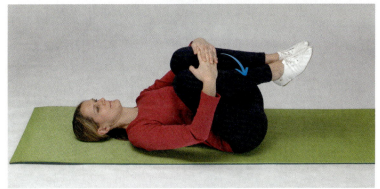

Ausgangsstellung
- Rückenlage
- Beine gebeugt
- Füße am Boden
- Arme neben dem Körper

Wiederholungen
- einige Male hin und her wiegen

Ausführung
- beide Knie an den Bauch ziehen
- mit beiden Händen die Knie fassen
- bei Kniebeschwerden die Beine unter den Knien halten
- auf dem Rücken leicht zur Seite nach rechts und links wiegen

Tipps und Fallen
- nicht zur Seite umfallen
- der Kopf bleibt liegen

7. Übung

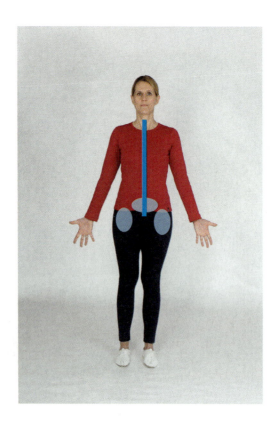

Ausgangsstellung
- Stand mit Haltungskontrolle
- Füße hüftbreit auseinander gestellt
- Zehen zeigen nach vorn

Wiederholungen
- 3 x

Ausführung
- Bauch- und Gesäßmuskeln spannen
- Beinmuskeln spannen
- Schultern etwas zurücknehmen
- Rücken strecken
- Arme nach außen drehen
- leicht vom Körper abspreizen
- Finger spreizen
- Kopf und Nacken lang herausstrecken
- Spannung halten, bis 10 zählen
- Spannung lösen

Tipps und Fallen
- Kopf nicht nach hinten beugen
- Kinn leicht zum Brustkorb ziehen
- weiteratmen

➡ dehnen   ➡ drücken   ➡ stemmen

KAPITEL
25 Übungstag 25

Übung 1
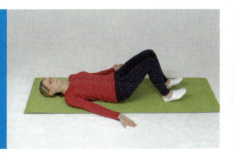

Übung 2
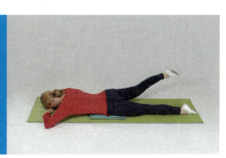

Übung 3
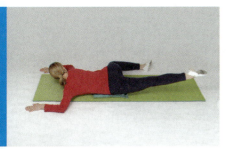

Übung 4
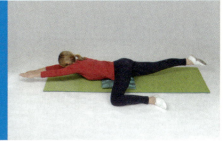

Übung 5
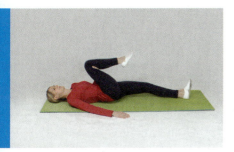

Übung 7
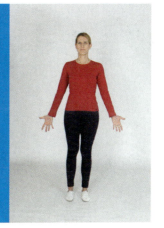

Übung 6
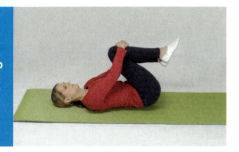

1. Übung

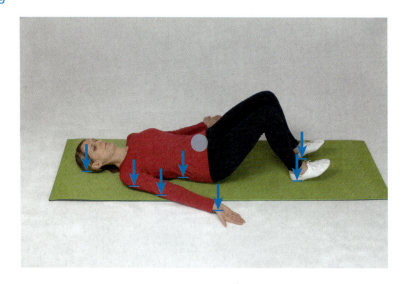

Ausgangsstellung
- Rückenlage
- Beine gebeugt
- Fersen am Boden
- Arme gestreckt, leicht abgespreizt neben dem Körper
- Handflächen nach oben

Wiederholungen
- 3 x

Ausführung
- Bauchmuskeln spannen
- Kreuz in den Boden drücken
- Fersen in den Boden drücken
- Arme und Hände in den Boden drücken
- Hinterkopf in den Boden drücken
- Spannung halten, bis 10 zählen
- Spannung lösen, bis 5 zählen
- Übung wiederholen

Tipps und Fallen
- weiteratmen

→ dehnen   →| drücken |→ stemmen

2. Übung

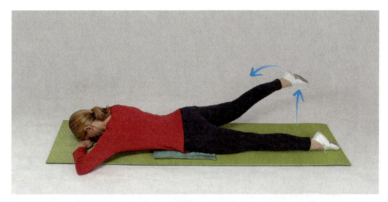

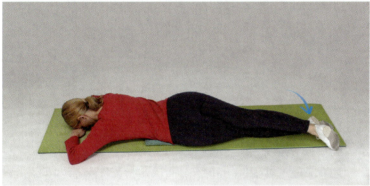

Ausgangsstellung
- Bauchlage, Kissen unter dem Bauch
- Beine gestreckt
- Füße liegen auf den Fußrücken am Boden
- Hände liegen unter der Stirn

Wiederholungen
- 4 x mit jedem Bein üben

Ausführung
- rechtes Bein gestreckt in Körperhöhe anheben
- das Bein langsam zur Seite abspreizen
- das Bein zurückführen und gestreckt über das linke Bein legen
- Fußspitze berührt den Boden
- das rechte Bein wieder anheben und neben das linke Bein zurücklegen
- Spannung langsam lösen

Tipps und Fallen
- das Bein nur in Körperhöhe anheben
- weiteratmen

 Bewegungsrichtung   spannen   ▬ strecken

3. Übung

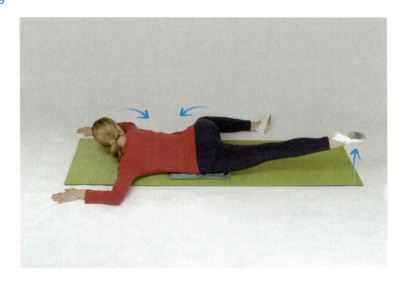

Ausgangsstellung
- Bauchlage, Kissen unter dem Bauch
- Beine gestreckt
- Füße liegen auf den Fußrücken am Boden
- beide Arme in U-Halte, d.h. Arme liegen in Schulterbreite, die Unterarme sind rechtwinklig angebeugt

Wiederholungen
- 4 x mit jedem Bein üben

Ausführung
- rechtes Bein am Boden zur Seite anbeugen
- Vorfuß anbeugen
- den Kopf anheben und über die rechte Schulter das rechte Knie und den Fuß ansehen
- nun das linke Bein gestreckt in Körperhöhe anheben
- einen Augenblick diese Position halten
- Kopf und Bein zurücklegen
- Spannung langsam lösen

Tipps und Fallen
- den Kopf vorsichtig zur Seite drehen
- weiteratmen

4. Übung

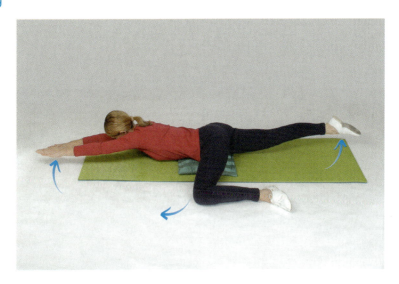

Ausgangsstellung
- Bauchlage, Kissen unter dem Bauch
- Beine gestreckt
- Füße liegen auf den Fußrücken am Boden
- beide Arme liegen gestreckt nach vorn am Boden

Wiederholungen
- 4 x jede Seite üben

Ausführung
- linkes Bein am Boden zur Seite anbeugen
- Kopf nasefrei vom Boden abheben
- linken Arm und rechtes Bein gestreckt in Körperhöhe anheben
- einen Augenblick diese Position halten
- Kopf, Arm und Beine zurücklegen
- Spannung langsam lösen

Tipps und Fallen
- Arm und Bein nur in Körperhöhe anheben
- weiteratmen

 Bewegungsrichtung   spannen   strecken

5. Übung

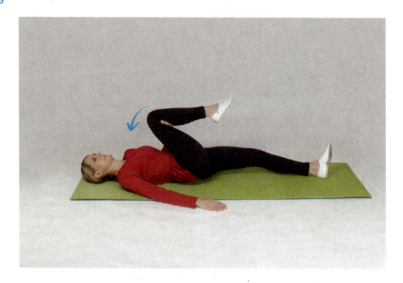

Ausgangsstellung
- Rückenlage
- Beine gestreckt
- Arme liegen neben dem Körper

Wiederholungen
- 4 x mit jedem Bein üben

Ausführung
Dehnübung
- das rechte Bein an den Bauch heranbeugen
- die linke Hand fasst das Bein unter dem Knie
- das Bein vorsichtig in Richtung linke Schulter ziehen
- einen Augenblick diese Position halten
- die Hand lösen, das Bein zurücklegen
- Spannung langsam lösen

Tipps und Fallen
- vorsichtig dehnen
- weiteratmen

6. Übung

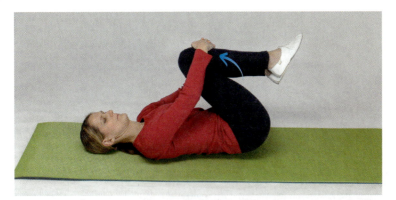

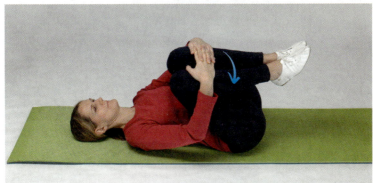

Ausgangsstellung
- Rückenlage
- Beine gebeugt
- Füße am Boden
- Arme neben dem Körper

Wiederholungen
- einige Male hin und her wiegen

Ausführung
- beide Knie an den Bauch ziehen
- mit beiden Händen die Knie fassen
- bei Kniebeschwerden die Beine unter den Knien halten
- auf dem Rücken leicht zur Seite nach rechts und links wiegen

Tipps und Fallen
- nicht zur Seite umfallen
- der Kopf bleibt liegen

 Bewegungsrichtung   ● spannen   ▬ strecken

7. Übung

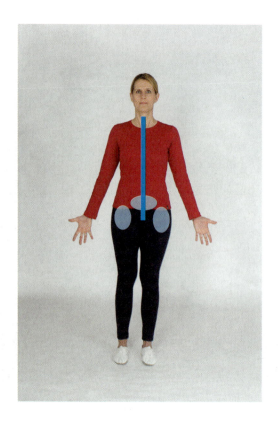

Ausgangsstellung
- Stand mit Haltungskontrolle
- Füße hüftbreit auseinander gestellt
- Zehen zeigen nach vorn

Wiederholungen
- 3 x

Ausführung
- Bauch- und Gesäßmuskeln spannen
- Beinmuskeln spannen
- Schultern etwas zurücknehmen
- Rücken strecken
- Arme nach außen drehen
- leicht vom Körper abspreizen
- Finger spreizen
- Kopf und Nacken lang herausstrecken
- Spannung halten, bis 10 zählen
- Spannung lösen

Tipps und Fallen
- Kopf nicht nach hinten beugen
- Kinn leicht zum Brustkorb ziehen
- weiteratmen

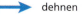 dehnen   drücken    stemmen

KAPITEL 26 Übungstag 26

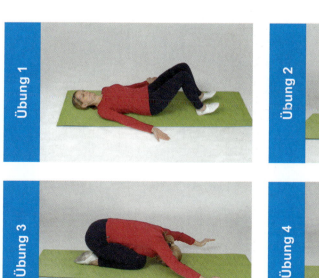

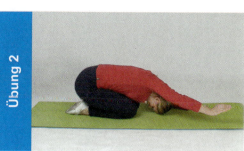

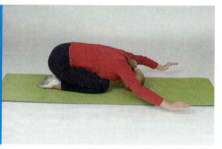

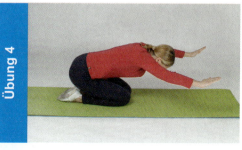

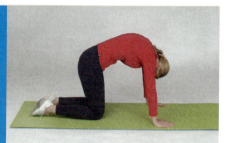

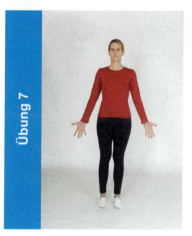

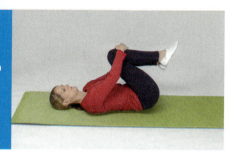

1. Übung

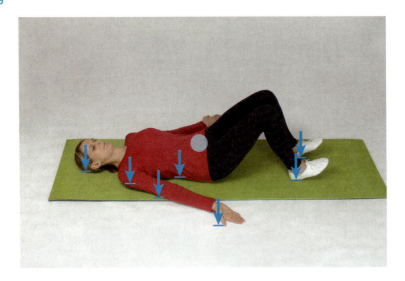

Ausgangsstellung
- Rückenlage
- Beine gebeugt
- Fersen am Boden
- Arme gestreckt, leicht abgespreizt neben dem Körper
- Handflächen nach oben

Wiederholungen
- 3 x

Ausführung
- Bauchmuskeln spannen
- Kreuz in den Boden drücken
- Fersen in den Boden drücken
- Arme und Hände in den Boden drücken
- Hinterkopf in den Boden drücken
- Spannung halten, bis 10 zählen
- Spannung lösen, bis 5 zählen
- Übung wiederholen

Tipps und Fallen
- weiteratmen

2. Übung

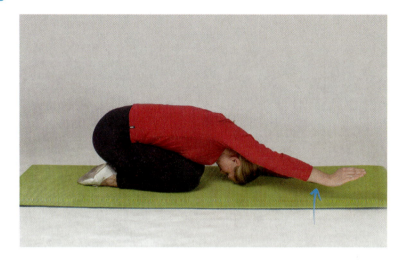

Ausgangsstellung
- Päckchensitz, d.h. aus dem Kniestand auf die Unterschenkel und Fersen zurücksetzen

Wiederholungen
- 4 x mit jedem Arm üben

Ausführung
- Oberkörper nach vorn beugen
- die Stirn auf den Boden legen
- beide Arme lang nach vorn strecken
- rechten Arm gestreckt anheben
- einen Augenblick diese Position halten
- Arm zurücklegen
- Spannung langsam lösen

Tipps und Fallen
- wenn die Füße schmerzen, Kissen unter die Füße legen
- Stirn bleibt am Boden
- weiteratmen

 Bewegungsrichtung   spannen   strecken

3. Übung

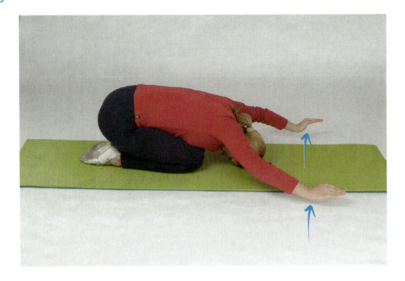

Ausgangsstellung
- Päckchensitz, d.h. aus dem Kniestand auf die Unterschenkel und Fersen zurücksetzen

Wiederholungen
- 4 x

Ausführung
- Oberkörper nach vorn beugen
- die Stirn auf den Boden legen
- beide Arme lang nach vorn strecken
- beide Arme gestreckt anheben
- einen Augenblick diese Position halten
- Arme zurücklegen
- Spannung langsam lösen

Tipps und Fallen
- wenn die Füße schmerzen, Kissen unter die Füße legen
- Stirn bleibt am Boden
- weiteratmen

→ dehnen   →| drücken |→ stemmen

4. Übung

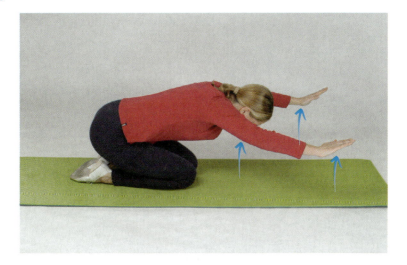

Ausgangsstellung
- Päckchensitz, d.h. aus dem Kniestand auf die Unterschenkel und Fersen zurücksetzen

Wiederholungen
- 4 x

Ausführung
- Oberkörper nach vorn beugen
- die Stirn auf den Boden legen
- beide Arme lang nach vorn strecken
- beide Arme gestreckt anheben
- den Kopf abheben
- einen Augenblick diese Position halten
- Kopf und Arme zurücklegen
- Spannung langsam lösen

Tipps und Fallen
- auf den Boden schauen
- möglichst auf den Fersen sitzen bleiben
- weiteratmen

5. Übung

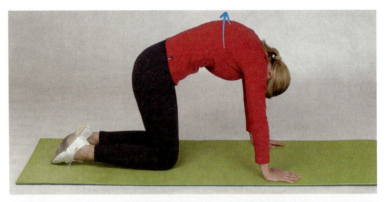

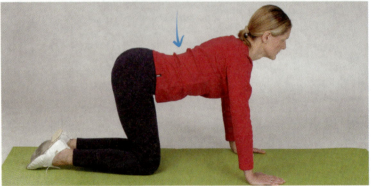

Ausgangsstellung
- Vierfüßlerstand, d.h. auf den Knien und Händen stehen
- die Hände stehen unter den Schultergelenken
- die Knie stehen unter den Hüftgelenken
- der Kopf ist gerade
- der Blick ist zum Boden gerichtet

Wiederholungen
- 3–5 x

Ausführung
- die Bauchmuskeln spannen
- den Bauch einziehen
- den Rücken ein wenig rund machen
- die Bauchmuskeln lösen
- den Rücken weich durchhängen lassen
- beim Durchhängen einatmen
- beim Rundwerden ausatmen

Tipps und Fallen
- diese Bewegung sehr weich und fließend üben
- die Bewegung der Atmung anpassen

→ dehnen   → drücken   → stemmen

6. Übung

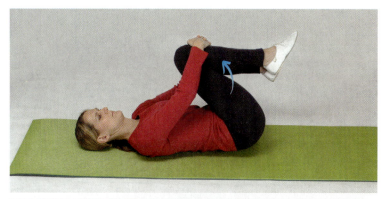

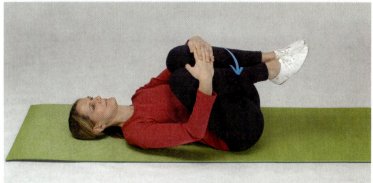

Ausgangsstellung
- Rückenlage
- Beine gebeugt
- Füße am Boden
- Arme neben dem Körper

Wiederholungen
- einige Male hin und her wiegen

Ausführung
- beide Knie an den Bauch ziehen
- mit beiden Händen die Knie fassen
- bei Kniebeschwerden die Beine unter den Knien halten
- auf dem Rücken leicht zur Seite nach rechts und links wiegen

Tipps und Fallen
- nicht zur Seite umfallen
- der Kopf bleibt liegen

7. Übung

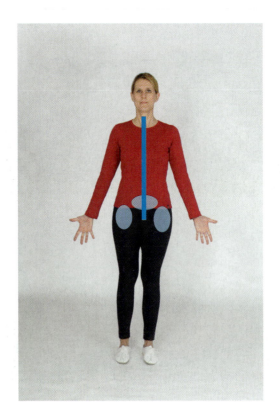

Ausgangsstellung
- Stand mit Haltungskontrolle
- Füße hüftbreit auseinander gestellt
- Zehen zeigen nach vorn

Wiederholungen
- 3 x

Ausführung
- Bauch- und Gesäßmuskeln spannen
- Beinmuskeln spannen
- Schultern etwas zurücknehmen
- Rücken strecken
- Arme nach außen drehen
- leicht vom Körper abspreizen
- Finger spreizen
- Kopf und Nacken lang herausstrecken
- Spannung halten, bis 10 zählen
- Spannung lösen

Tipps und Fallen
- Kopf nicht nach hinten beugen
- Kinn leicht zum Brustkorb ziehen
- weiteratmen

 dehnen drücken stemmen

KAPITEL
27 Übungstag 27

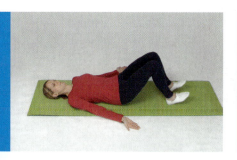
Übung 1

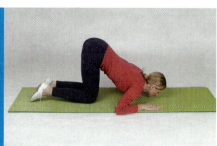
Übung 2

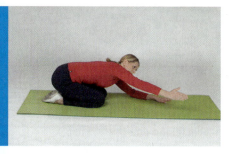
Übung 3

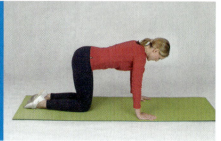
Übung 4

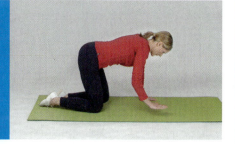
Übung 5

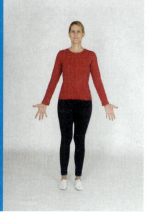
Übung 7

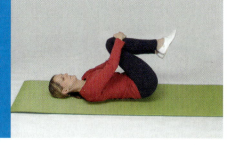
Übung 6

Übungstag 27

1. Übung

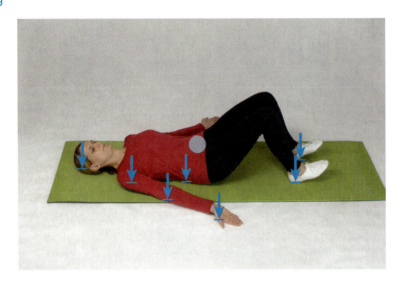

Ausgangsstellung
- Rückenlage
- Beine gebeugt
- Fersen am Boden
- Arme gestreckt, leicht abgespreizt neben dem Körper
- Handflächen nach oben

Wiederholungen
- 3 x

Ausführung
- Bauchmuskeln spannen
- Kreuz in den Boden drücken
- Fersen in den Boden drücken
- Arme und Hände in den Boden drücken
- Hinterkopf in den Boden drücken
- Spannung halten, bis 10 zählen
- Spannung lösen, bis 5 zählen
- Übung wiederholen

Tipps und Fallen
- weiteratmen

→ dehnen   → drücken   → stemmen

2. Übung

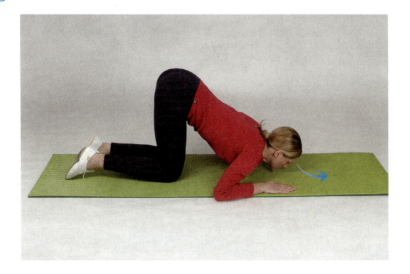

Ausgangsstellung
- Rutschstellung, dann in Fersensitz
- Arme liegen bis zu den Ellbogen am Boden
- Stirn liegt am Boden

Wiederholungen
- 4 x

Ausführung
- Gesäß von den Fersen abheben
- Kopf abheben
- das Kinn knapp über dem Boden bis zu den Händen schieben
- mit rundem Rücken nach hinten zurückstoßen
- beim Vorschieben einatmen
- beim Zurückstoßen ausatmen

Tipps und Fallen
- die Bewegung der Atmung anpassen

3. Übung

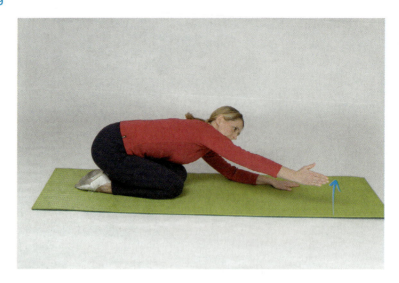

Ausgangsstellung
- Rutschstellung, dann in Fersensitz
- Hände liegen auf dem Boden
- Arme sind gestreckt
- Stirn liegt auf dem Boden

Wiederholungen
- 3 x mit jedem Arm üben

Ausführung
- Kopf nasefrei abheben
- rechte Hand vom Boden lösen
- den Arm gestreckt in Körperhöhe anheben
- den Daumen nach oben drehen
- in die Hand hineinschauen
- einen Augenblick diese Position halten
- Kopf und Arm zurücklegen
- Spannung langsam lösen

Tipps und Fallen
- den Arm nur in Körperhöhe anheben
- weiteratmen

→ dehnen → drücken → stemmen

4. Übung

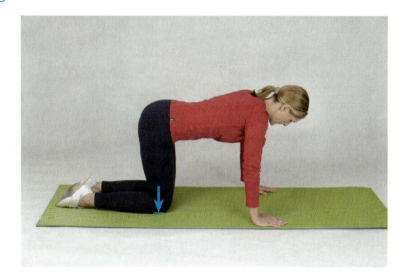

Ausgangsstellung
- Vierfüßlerstand, d.h. auf den Knien und Händen stehen
- die Hände stehen unter den Schultergelenken
- die Knie stehen unter den Hüftgelenken
- der Kopf ist gerade
- der Blick ist zum Boden gerichtet

Wiederholungen
- 5 x

Ausführung
- beide Knie in den Boden drücken
- einen Augenblick diese Position halten
- Spannung langsam lösen

Tipps und Fallen
- auf den Boden schauen
- weiteratmen

5. Übung

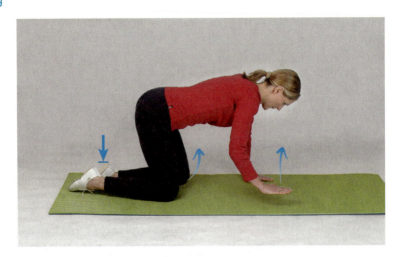

Ausgangsstellung
- Vierfüßlerstand, d.h. auf den Knien und Händen stehen
- die Hände stehen unter den Schultergelenken
- die Knie stehen unter den Hüftgelenken
- der Kopf ist gerade
- der Blick ist zum Boden gerichtet

Wiederholungen
- 4 x jede Seite üben

Ausführung
- linken Fußrücken in den Boden drücken
- das Knie ein wenig abheben
- die rechte Hand ein wenig vom Boden abheben
- einen Augenblick diese Position halten
- Knie und Hand zurückstellen
- Spannung langsam lösen

Tipps und Fallen
- den Körper nicht verdrehen
- auf den Boden schauen

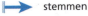

6. Übung

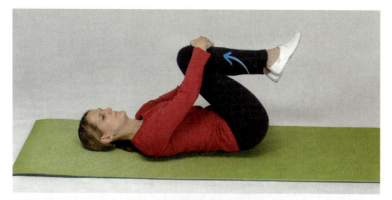

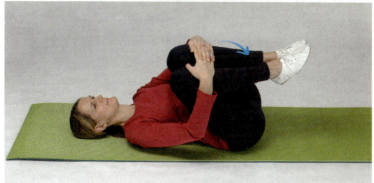

Ausgangsstellung
- Rückenlage
- Beine gebeugt
- Füße am Boden
- Arme neben dem Körper

Wiederholungen
- einige Male hin und her wiegen

Ausführung
- beide Knie an den Bauch ziehen
- mit beiden Händen die Knie fassen
- bei Kniebeschwerden die Beine unter den Knien halten
- auf dem Rücken leicht zur Seite nach rechts und links wiegen

Tipps und Fallen
- nicht zur Seite umfallen
- der Kopf bleibt liegen

7. Übung

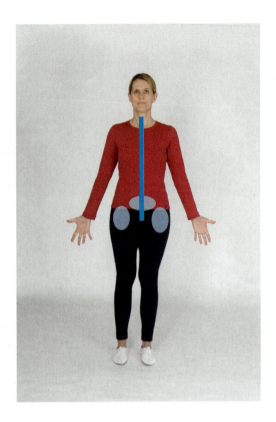

Ausgangsstellung
- Stand mit Haltungskontrolle
- Füße hüftbreit auseinander gestellt
- Zehen zeigen nach vorn

Wiederholungen
- 3 x

Ausführung
- Bauch- und Gesäßmuskeln spannen
- Beinmuskeln spannen
- Schultern etwas zurücknehmen
- Rücken strecken
- Arme nach außen drehen
- leicht vom Körper abspreizen
- Finger spreizen
- Kopf und Nacken lang herausstrecken
- Spannung halten, bis 10 zählen
- Spannung lösen

Tipps und Fallen
- Kopf nicht nach hinten beugen
- Kinn leicht zum Brustkorb ziehen
- weiteratmen

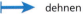 dehnen   drücken    stemmen

KAPITEL
28 Übungstag 28

Übung 1

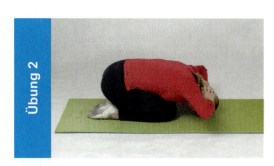
Übung 2

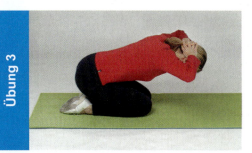
Übung 3

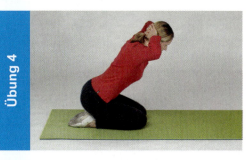
Übung 4

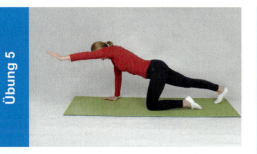
Übung 5

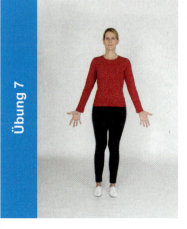
Übung 7

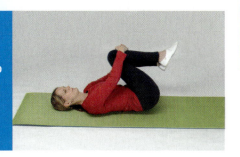
Übung 6

220 Übungstag 28

1. Übung

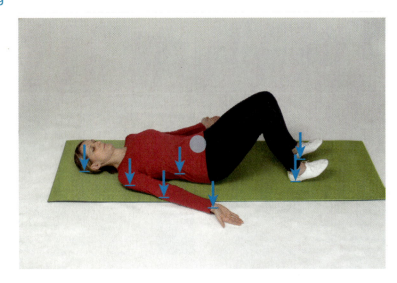

Ausgangsstellung
- Rückenlage
- Beine gebeugt
- Fersen am Boden
- Arme gestreckt, leicht abgespreizt neben dem Körper
- Handflächen nach oben

Wiederholungen
- 3 x

Ausführung
- Bauchmuskeln spannen
- Kreuz in den Boden drücken
- Fersen in den Boden drücken
- Arme und Hände in den Boden drücken
- Hinterkopf in den Boden drücken
- Spannung halten, bis 10 zählen
- Spannung lösen, bis 5 zählen
- Übung wiederholen

Tipps und Fallen
- weiteratmen

→ dehnen   → drücken   → stemmen

2. Übung

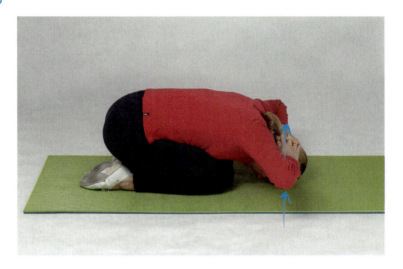

Ausgangsstellung
- Päckchensitz, d.h. aus dem Kniestand auf die Unterschenkel und Fersen zurücksetzen

Wiederholungen
- 5 x

Ausführung
- Oberkörper nach vorn beugen
- die Stirn auf den Boden legen
- beide Hände hinter den Kopf nehmen
- beide Ellbogen in Schulterhöhe anheben
- einen Augenblick diese Position halten
- Ellbogen zurücklegen
- Spannung langsam lösen

Tipps und Fallen
- möglichst auf den Fersen sitzen bleiben
- Stirn bleibt am Boden
- weiteratmen

 Bewegungsrichtung spannen ▬ strecken

3. Übung

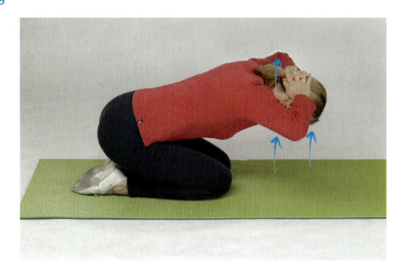

Ausgangsstellung
- Päckchensitz, d.h. aus dem Kniestand auf die Unterschenkel und Fersen zurücksetzen

Wiederholungen
- 5 x

Ausführung
- Oberkörper nach vorn beugen
- die Stirn auf den Boden legen
- beide Hände hinter den Kopf nehmen
- beide Ellbogen in Schulterhöhe anheben
- den Kopf abheben
- den Rücken strecken
- einen Augenblick diese Position halten
- Kopf und Ellbogen zurücklegen
- Spannung langsam lösen

Tipps und Fallen
- möglichst auf den Fersen sitzen bleiben
- auf den Boden schauen
- weiteratmen

 dehnen    drücken   stemmen

4. Übung

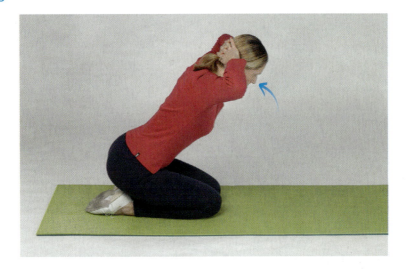

Ausgangsstellung
- Päckchensitz, d.h. aus dem Kniestand auf die Unterschenkel und Fersen zurücksetzen

Wiederholungen
- 5 x

Ausführung
- Oberkörper nach vorn beugen
- die Stirn auf den Boden legen
- beide Hände hinter den Kopf nehmen
- Oberkörper langsam zum Fersensitz aufrichten
- Oberkörper langsam wieder nach vorn beugen
- beim Aufrichten einatmen
- beim Abbeugen ausatmen

Tipps und Fallen
- möglichst auf den Fersen sitzen bleiben

5. Übung

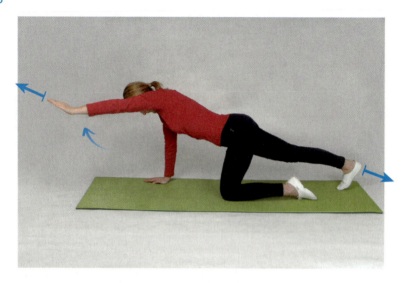

Ausgangsstellung
- Vierfüßlerstand, d.h. auf den Knien und Händen stehen
- die Hände stehen unter den Schultergelenken
- die Knie stehen unter den Hüftgelenken
- der Kopf ist gerade
- der Blick ist zum Boden gerichtet

Wiederholungen
- 3 x jede Seite üben

Ausführung
- rechtes Bein nach hinten strecken
- Zehen stehen am Boden
- Ferse nach unten ziehen
- den linken Arm in Körperhöhe nach vorn strecken
- einen Augenblick diese Position halten
- Arm und Bein zurückstellen
- Spannung langsam lösen

Tipps und Fallen
- beim Strecken von Arm und Bein den Rücken nicht durchhängen lassen
- Bauchmuskeln spannen
- weiteratmen

6. Übung

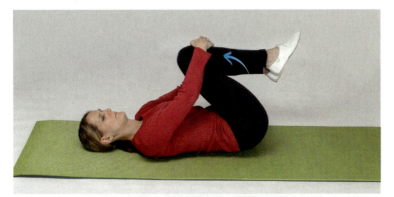

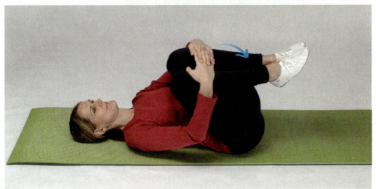

Ausgangsstellung
- Rückenlage
- Beine gebeugt
- Füße am Boden
- Arme neben dem Körper

Wiederholungen
- einige Male hin und her wiegen

Ausführung
- beide Knie an den Bauch ziehen
- mit beiden Händen die Knie fassen
- bei Kniebeschwerden die Beine unter den Knien halten
- auf dem Rücken leicht zur Seite nach rechts und links wiegen

Tipps und Fallen
- nicht zur Seite umfallen
- der Kopf bleibt liegen

7. Übung

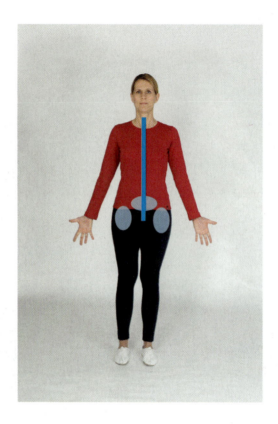

Ausgangsstellung
- Stand mit Haltungskontrolle
- Füße hüftbreit auseinander gestellt
- Zehen zeigen nach vorn

Wiederholungen
- 3 x

Ausführung
- Bauch- und Gesäßmuskeln spannen
- Beinmuskeln spannen
- Schultern etwas zurücknehmen
- Rücken strecken
- Arme nach außen drehen
- leicht vom Körper abspreizen
- Finger spreizen
- Kopf und Nacken lang herausstrecken
- Spannung halten, bis 10 zählen
- Spannung lösen

Tipps und Fallen
- Kopf nicht nach hinten beugen
- Kinn leicht zum Brustkorb ziehen
- weiteratmen

 dehnen   drücken   stemmen

KAPITEL
29 Übungstag 29

Übung 1

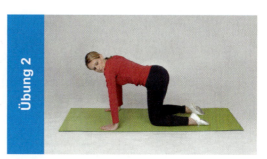
Übung 2

Übung 3

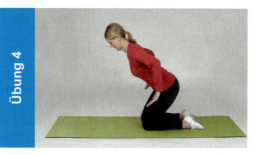
Übung 4

Übung 5

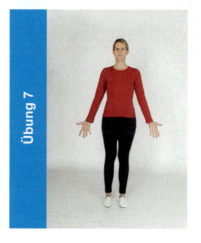
Übung 7

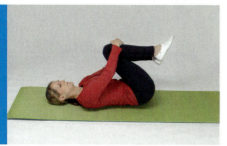
Übung 6

1. Übung

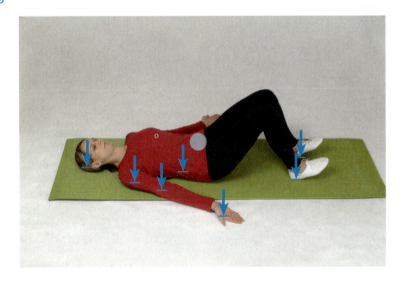

Ausgangsstellung
- Rückenlage
- Beine gebeugt
- Fersen am Boden
- Arme gestreckt, leicht abgespreizt neben dem Körper
- Handflächen nach oben

Wiederholungen
- 3 x

Ausführung
- Bauchmuskeln spannen
- Kreuz in den Boden drücken
- Fersen in den Boden drücken
- Arme und Hände in den Boden drücken
- Hinterkopf in den Boden drücken
- Spannung halten, bis 10 zählen
- Spannung lösen, bis 5 zählen
- Übung wiederholen

Tipps und Fallen
- weiteratmen

2. Übung

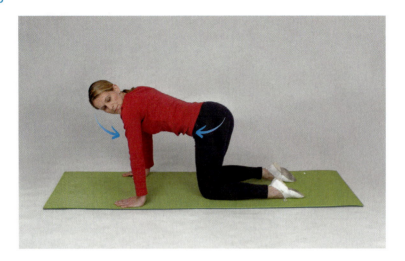

Ausgangsstellung
Vierfüßlerstand mit „Schwanzwedeln"
- auf den Knien und Händen stehen
- die Hände stehen unter den Schultergelenken
- die Knie stehen unter den Hüftgelenken
- der Kopf ist gerade
- der Blick ist zum Boden gerichtet

Wiederholungen
- 4 x jede Seite

Ausführung
- linken Beckenkamm in Richtung linke Schulter ziehen
- über die linke Schulter hinweg den Beckenkamm ansehen
- einen Augenblick diese Position halten
- Kopf zurückdrehen, Beckenkamm zurücknehmen
- Spannung langsam lösen

Tipps und Fallen
- vorsichtig den Kopf über die Schulter drehen

3. Übung

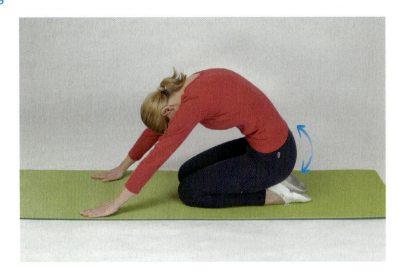

Ausgangsstellung
- Vierfüßlerstand, d.h. auf den Knien und Händen stehen
- die Hände stehen unter den Schultergelenken
- die Knie stehen unter den Hüftgelenken
- der Kopf ist gerade
- der Blick ist zum Boden gerichtet

Wiederholungen
- 5 x

Ausführung
- mit der Einatmung nach hinten auf die Fersen zurücksetzen
- mit der Ausatmung wieder zurück in den Vierfüßlerstand kommen

Tipps und Fallen
- die Hände bleiben am Boden

4. Übung

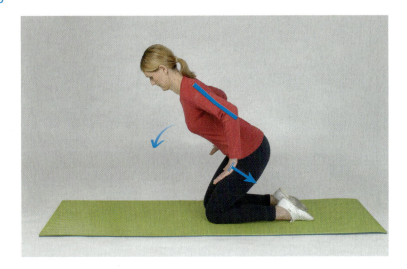

Ausgangsstellung
- Kniestand

Wiederholungen
- 5 x

Ausführung
- Oberkörper etwas nach vorn neigen
- Gesäß zurückstrecken
- beide Hände in Richtung Unterarme ziehen
- beide Hände neben dem Gesäß nach hinten stemmen
- einen Augenblick diese Position halten
- Oberkörper aufrichten, Arme zurücknehmen
- Spannung langsam lösen

Tipps und Fallen
- Rücken strecken
- Kopf gerade halten
- weiteratmen

 Bewegungsrichtung spannen strecken

5. Übung

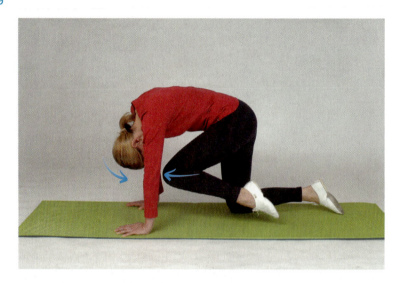

Ausgangsstellung
- Vierfüßlerstand, d. h. auf den Knien und Händen stehen
- die Hände stehen unter den Schultergelenken
- die Knie stehen unter den Hüftgelenken
- der Kopf ist gerade
- der Blick ist zum Boden gerichtet

Wiederholungen
- 2 x jede Seite

Ausführung
- linkes Knie vom Boden abheben
- an den Bauch heranbeugen
- den Kopf neigen und unter dem Bauch mit dem Knie zusammenführen
- Kopf wieder anheben
- das Bein in Körperhöhe nach hinten strecken
- gleichzeitig den rechten Arm in Körperhöhe nach vorn strecken
- Arm und Bein wieder zurückstellen

Tipps und Fallen
- beim Strecken von Arm und Bein den Rücken nicht durchhängen lassen
- Bauchmuskeln spannen
- weiteratmen

6. Übung

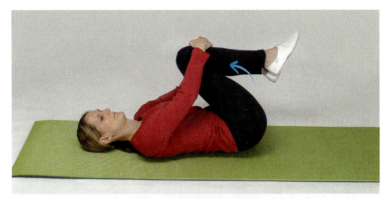

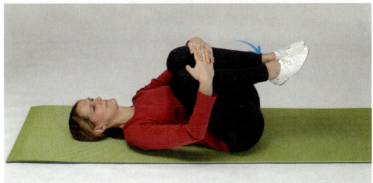

Ausgangsstellung
- Rückenlage
- Beine gebeugt
- Füße am Boden
- Arme neben dem Körper

Wiederholungen
- einige Male hin und her wiegen

Ausführung
- beide Knie an den Bauch ziehen
- mit beiden Händen die Knie fassen
- bei Kniebeschwerden die Beine unter den Knien halten
- auf dem Rücken leicht zur Seite nach rechts und links wiegen

Tipps und Fallen
- nicht zur Seite umfallen
- der Kopf bleibt liegen

7. Übung

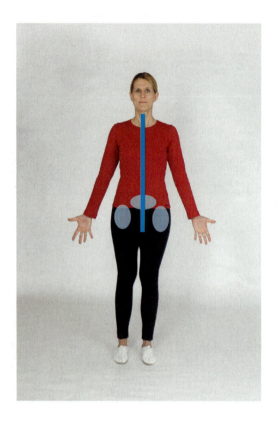

Ausgangsstellung
- Stand mit Haltungskontrolle
- Füße hüftbreit auseinander gestellt
- Zehen zeigen nach vorn

Wiederholungen
- 3 x

Ausführung
- Bauch- und Gesäßmuskeln spannen
- Beinmuskeln spannen
- Schultern etwas zurücknehmen
- Rücken strecken
- Arme nach außen drehen
- leicht vom Körper abspreizen
- Finger spreizen
- Kopf und Nacken lang herausstrecken
- Spannung halten, bis 10 zählen
- Spannung lösen

Tipps und Fallen
- Kopf nicht nach hinten beugen
- Kinn leicht zum Brustkorb ziehen
- weiteratmen

KAPITEL
30 Übungstag 30

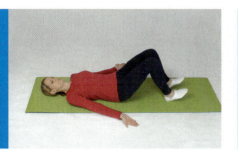
Übung 1

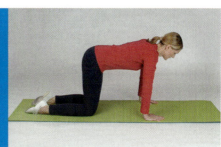
Übung 2

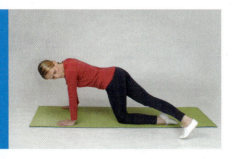
Übung 3

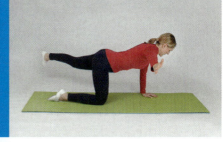
Übung 4

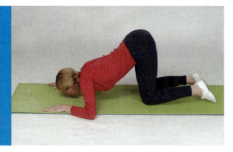
Übung 5

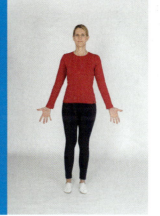
Übung 7

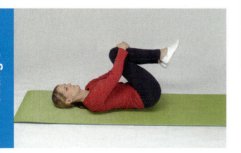
Übung 6

236 Übungstag 30

1. Übung

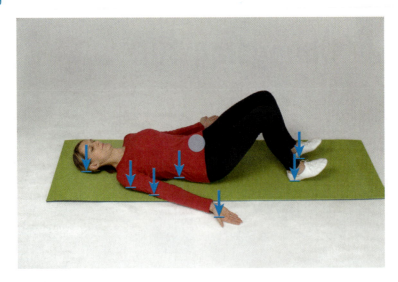

Ausgangsstellung
- Rückenlage
- Beine gebeugt
- Fersen am Boden
- Arme gestreckt, leicht abgespreizt neben dem Körper
- Handflächen nach oben

Wiederholungen
- 3 x

Ausführung
- Bauchmuskeln spannen
- Kreuz in den Boden drücken
- Fersen in den Boden drücken
- Arme und Hände in den Boden drücken
- Hinterkopf in den Boden drücken
- Spannung halten, bis 10 zählen
- Spannung lösen, bis 5 zählen
- Übung wiederholen

Tipps und Fallen
- weiteratmen

 dehnen   drücken    stemmen

2. Übung

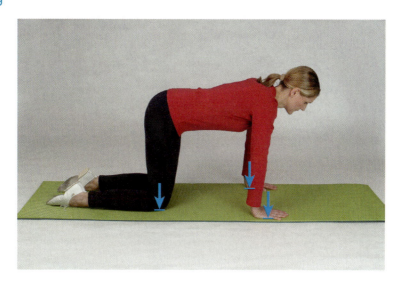

Ausgangsstellung
- Vierfüßlerstand, d.h. auf den Knien und Händen stehen
- die Hände stehen unter den Schultergelenken
- die Knie stehen unter den Hüftgelenken
- der Kopf ist gerade
- der Blick ist zum Boden gerichtet

Wiederholungen
- 5 x

Ausführung
- beide Knie in den Boden drücken
- beide Hände in den Boden drücken
- einen Augenblick diese Position halten
- Spannung langsam lösen

Tipps und Fallen
- auf den Boden schauen
- weiteratmen

3. Übung

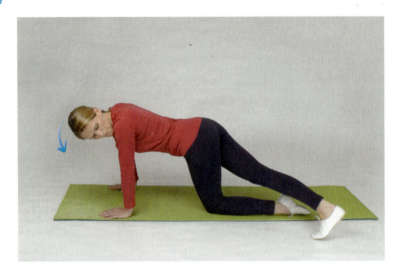

Ausgangsstellung
- Vierfüßlerstand, d.h. auf den Knien und Händen stehen
- die Hände stehen unter den Schultergelenken
- die Knie stehen unter den Hüftgelenken
- der Kopf ist gerade
- der Blick ist zum Boden gerichtet

Wiederholungen
- 3 x mit jeder Seite üben

Ausführung
- rechtes Bein gestreckt über das linke Bein auf die Zehen stellen
- über die linke Seite den Fuß anschauen
- einen Augenblick diese Position halten
- Kopf zurückdrehen, Bein zurückstellen
- Spannung langsam lösen

Tipps und Fallen
- Kopf vorsichtig drehen
- weiteratmen

 dehnen drücken  stemmen

4. Übung

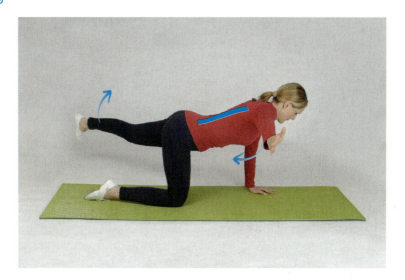

Ausgangsstellung
- Vierfüßlerstand, d.h. auf den Knien und Händen stehen
- die Hände stehen unter den Schultergelenken
- die Knie stehen unter den Hüftgelenken
- der Kopf ist gerade
- der Blick ist zum Boden gerichtet

Wiederholungen
- 3 x jede Seite üben

Ausführung
- rechten Arm und linkes Bein in Körperhöhe strecken
- den Daumen nach oben drehen
- den Arm bis in Schulterhöhe zur Seite führen
- das linke Bein leicht abspreizen
- einen Augenblick diese Position halten
- Arm und Bein wieder zurück in Körperhöhe strecken, kurz halten
- Arm und Bein zurückstellen
- Spannung lösen

Tipps und Fallen
- Rücken nicht durchhängen lassen
- Bauchmuskeln spannen
- auf den Boden schauen
- weiteratmen

5. Übung

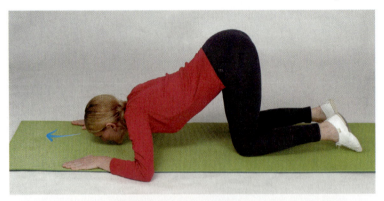

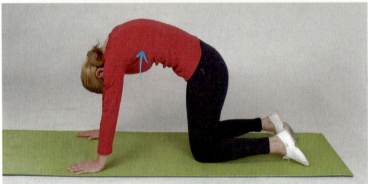

Ausgangsstellung
Vierfüßlerstand mit Katzenbuckel
- auf den Knien und Händen stehen
- die Hände stehen unter den Schultergelenken
- die Knie stehen unter den Hüftgelenken
- der Kopf ist gerade
- der Blick ist zum Boden gerichtet

Wiederholungen
- 3 x

Ausführung
- auf die Fersen zurücksetzen
- nun die Nase dicht über den Boden bis zwischen die Hände ziehen
- die Arme strecken, den Oberkörper heben, den Rücken rund machen und wieder auf die Fersen zurücksetzen
- mit der Einatmung nach vorn ziehen
- mit der Ausatmung zurücksetzen

Tipps und Fallen
- nicht innerhalb der ersten 4 Wochen nach einer Bandscheibenoperation üben
- nicht bei Schmerzen üben

6. Übung

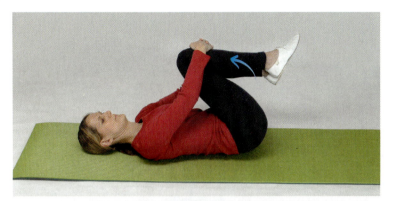

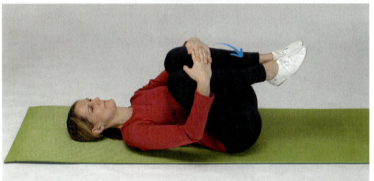

Ausgangsstellung
- Rückenlage
- Beine gebeugt
- Füße am Boden
- Arme neben dem Körper

Wiederholungen
- einige Male hin und her wiegen

Ausführung
- beide Knie an den Bauch ziehen
- mit beiden Händen die Knie fassen
- bei Kniebeschwerden die Beine unter den Knien halten
- auf dem Rücken leicht zur Seite nach rechts und links wiegen

Tipps und Fallen
- nicht zur Seite umfallen
- der Kopf bleibt liegen

7. Übung

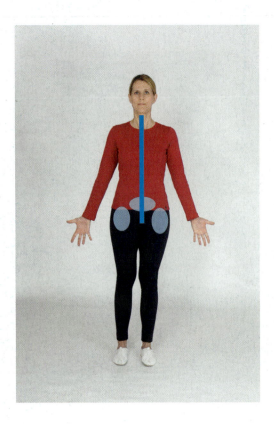

Ausgangsstellung
- Stand mit Haltungskontrolle
- Füße hüftbreit auseinander gestellt
- Zehen zeigen nach vorn

Wiederholungen
- 3 x

Ausführung
- Bauch- und Gesäßmuskeln spannen
- Beinmuskeln spannen
- Schultern etwas zurücknehmen
- Rücken strecken
- Arme nach außen drehen
- leicht vom Körper abspreizen
- Finger spreizen
- Kopf und Nacken lang herausstrecken
- Spannung halten, bis 10 zählen
- Spannung lösen

Tipps und Fallen
- Kopf nicht nach hinten beugen
- Kinn leicht zum Brustkorb ziehen
- weiteratmen

 dehnen   drücken    stemmen

B Erweiterung des Übungsprogramms

31 Übungen mit Tennisball 245

32 Weitere Übungen 275

33 Übungen bei Schmerzen 285

34 Tipps für den Alltag – gesund und schonend bewegen . . . 293

35 Ungünstige Übungen 319

KAPITEL
31 Übungen mit Tennisball

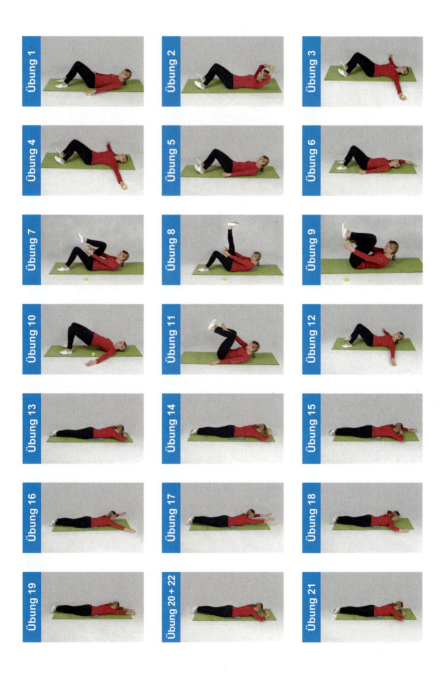

1. Übung

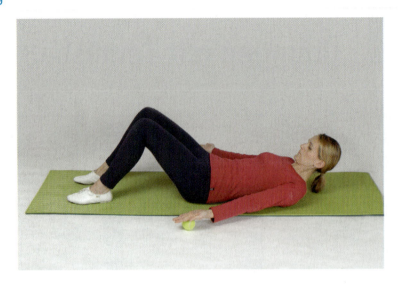

Ausgangsstellung
- Rückenlage
- Beine gebeugt
- Füße am Boden
- Arme gestreckt neben dem Körper
- Handrücken liegen auf den Tennisbällen

Wiederholungen
- 3 x

Ausführung
- Bauchmuskeln spannen
- Kreuz in den Boden drücken
- Kopf anheben
- Handrücken auf die Tennisbälle drücken
- Spannung halten, bis 5 zählen
- Spannung lösen

Tipps und Fallen
- weiteratmen
- Kinn leicht in Richtung Brust ziehen
- Blick schräg nach oben richten

Variante
- Arme in Schulterhöhe zur Seite gestreckt
- Handrücken auf die Tennisbälle drücken

2. Übung

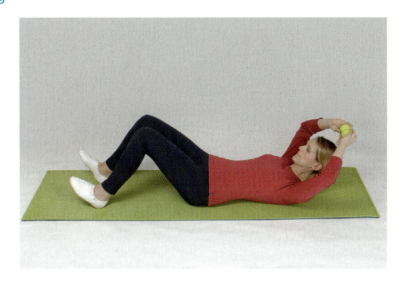

Ausgangsstellung
- Rückenlage
- Beine gebeugt
- Füße am Boden
- Arme gestreckt neben dem Körper
- Tennisball in jeder Hand

Wiederholungen
- 3 x

Ausführung
- Arme seitlich über den Kopf anheben
- Bauchmuskeln spannen
- Kreuz in den Boden drücken
- Fersen in den Boden drücken
- Kopf anheben
- Tennisbälle über dem Kopf gegeneinander drücken
- Spannung halten, bis 5 zählen
- Spannung lösen

Tipps und Fallen
- weiteratmen
- Kinn leicht in Richtung Brust ziehen
- Blick schräg nach oben richten
- beide Ellbogen sind beim Drücken der Tennisbälle gebeugt

3. Übung

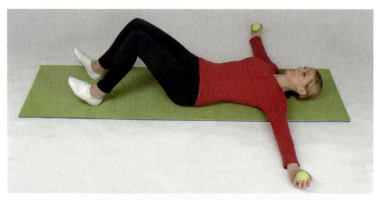

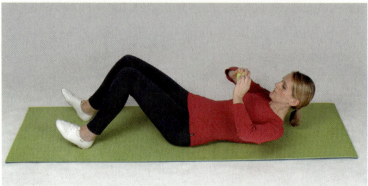

Ausgangsstellung
- Rückenlage
- Beine gebeugt
- Fersen am Boden
- Arme in Schulterhöhe zur Seite gestreckt
- Tennisball in jeder Hand
- Handrücken liegen am Boden

Wiederholungen
- 3 x

Ausführung
- Bauchmuskeln spannen
- Kreuz in den Boden drücken
- Fersen in den Boden drücken
- Kopf anheben
- Arme anheben und in Brusthöhe die Tennisbälle gegeneinander drücken
- Spannung halten, bis 5 zählen
- Spannung lösen

Tipps und Fallen
- weiteratmen
- Kinn leicht in Richtung Brust ziehen
- Blick schräg nach oben richten
- beide Ellbogen sind beim Drücken der Tennisbälle gebeugt

4. Übung

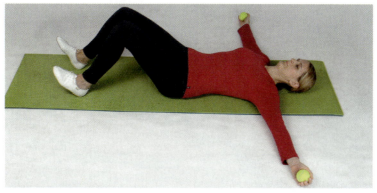

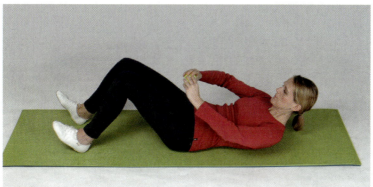

Ausgangsstellung
- Rückenlage
- Beine gebeugt
- Fersen am Boden
- Arme in Schulterhöhe zur Seite gestreckt
- Tennisball in jeder Hand
- Handrücken liegen am Boden

Wiederholungen
- 3 x

Ausführung
- Bauchmuskeln spannen
- Kreuz in den Boden drücken
- Fersen in den Boden drücken
- Kopf anheben
- Arme anheben und vor den Oberschenkeln die Tennisbälle gegeneinander drücken
- Spannung halten, bis 5 zählen
- Spannung lösen

Tipps und Fallen
- weiteratmen
- Kinn leicht in Richtung Brust ziehen
- Blick auf die Knie richten
- beide Ellbogen sind beim Drücken der Tennisbälle gebeugt

Variante
- Übung 2, 3 und 4 können zu einer Übung verbunden werden, d.h. die Tennisbälle über dem Kopf gegeneinander drücken – Spannung lösen, dann in Brusthöhe die Bälle gegeneinander drücken – Spannung lösen und weiter die Tennisbälle vor den Oberschenkeln gegeneinander drücken – Spannung lösen

5. Übung

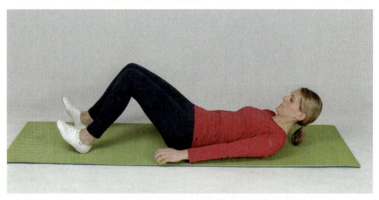

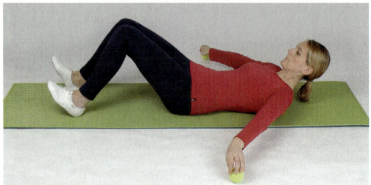

Ausgangsstellung
- Rückenlage
- Beine gebeugt
- Fersen am Boden
- Arme gestreckt neben dem Körper
- Tennisball in jeder Hand

Wiederholungen
- 5 x

Ausführung
- Bauchmuskeln spannen
- Kreuz in den Boden drücken
- Fersen in den Boden drücken
- Kopf anheben
- Tennisbälle mit den Handflächen zur Seite rollen und wieder zurück neben den Körper
- Spannung lösen

Tipps und Fallen
- weiteratmen
- Kinn leicht in Richtung Brust ziehen
- Blick schräg nach oben richten
- Tennisbälle nur soweit zur Seite rollen, wie es die Schulterbeweglichkeit zulässt

6. Übung

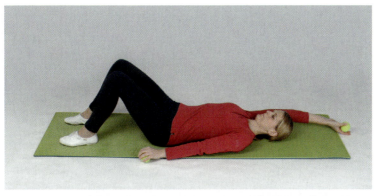

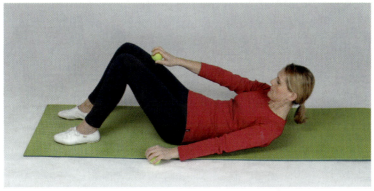

Ausgangsstellung
- Rückenlage
- Beine gebeugt
- Füße am Boden
- Arme gestreckt neben dem Körper
- Tennisball in jeder Hand

Wiederholungen
- 2 x mit jedem Arm üben

Ausführung
Atemübung
- beim Einatmen
  - den rechten Arm über den Kopf anheben
- beim Ausatmen
  - den Arm nach vorne senken
  - Kopf und Oberkörper anheben
  - den Tennisball mit gestrecktem Arm auf den rechten Oberschenkel drücken
- beim Einatmen
  - den Arm wieder über den Kopf anheben
  - dabei Oberkörper und Kopf ablegen
- beim Ausatmen
  - den Arm nach vorne senken
  - Kopf und Oberkörper anheben
  - den Tennisball mit gestrecktem Arm auf den linken Oberschenkel drücken
  - zurücklegen und normal weiteratmen
- dann mit dem linken Arm üben

Tipps und Fallen
- durch die Nase einatmen
- mit leicht geöffneten Lippen hörbar ausatmen
- der Ausatmungsstrom sollte doppelt so lang sein wie der Einatmungsstrom

7. Übung

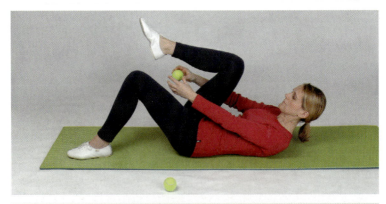

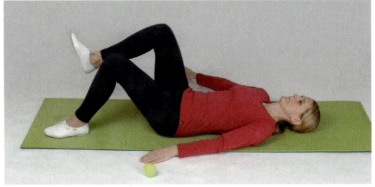

Ausgangsstellung
- Rückenlage
- Beine gebeugt
- Füße am Boden
- Arme gestreckt neben dem Körper
- Tennisball in der rechten Hand

Wiederholungen
- mit jedem Bein einige Male üben

Ausführung
- rechtes Bein an den Bauch heranbeugen
- Kopf und Oberkörper anheben
- Tennisball einige Male um das gebeugte Bein herum von einer Hand in die andere geben
- Kopf, Oberkörper und Arme langsam zurücklegen
- Tennisball in den Boden drücken
- Kreuz in den Boden drücken
- Bauchmuskelspannung halten
- rechtes Bein gebeugt in die Ausgangsstellung zurückstellen
- Spannung lösen

Tipps und Fallen
- weiteratmen

Variante
- beide Knie an den Bauch ziehen
- Tennisball um beide Beine herumgeben

8. Übung

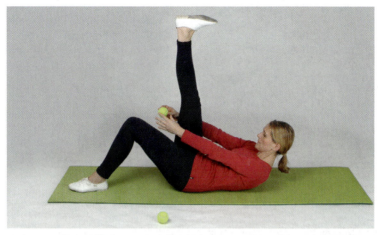

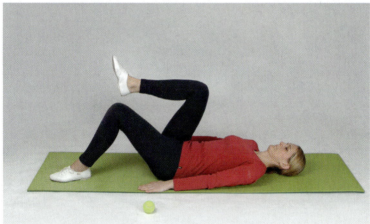

Ausgangsstellung
- Rückenlage
- Beine gebeugt
- Füße am Boden
- Arme gestreckt neben dem Körper
- Tennisball in der rechten Hand

Wiederholungen
- mit jedem Bein einige Male üben

Ausführung
- rechtes Bein nach oben strecken, Fußsohle zeigt zur Decke
- Kopf und Oberkörper anheben
- Tennisball einige Male um das gestreckte Bein herum von einer Hand in die andere geben
- Kopf, Oberkörper und Arme langsam zurücklegen
- Tennisball in den Boden drücken
- Kreuz in den Boden drücken
- Bauchmuskelspannung halten
- das rechte Bein beugen und in die Ausgangsstellung zurückstellen
- Spannung lösen

Tipps und Fallen
- weiteratmen

Variante
- beide Beine nach oben strecken, Fußsohlen zeigen zur Decke
- Tennisball um beide Beine herum von einer Hand in die andere geben
- beide Beine beugen und in die Ausgangsstellung zurückstellen
- löst sich das Kreuz vom Boden, die Beine nacheinander zurückstellen

31 Übungen mit Tennisball

9. Übung

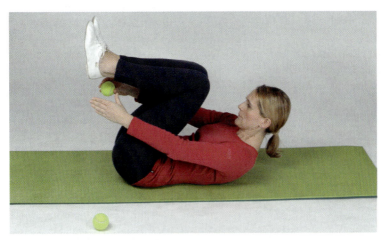

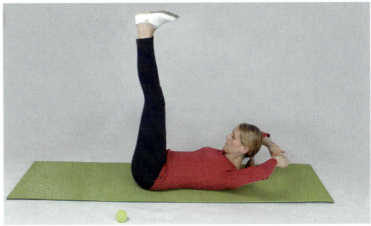

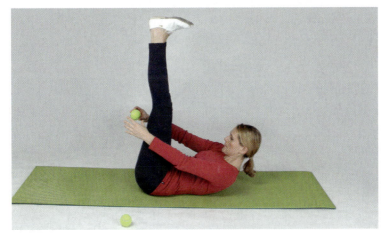

31 Übungen mit Tennisball

Ausgangsstellung
- Rückenlage
- Beine gebeugt
- Füße am Boden
- Arme gestreckt neben dem Körper
- ein Tennisball in der rechten Hand
- der andere Ball liegt neben dem Körper

Wiederholungen
- einige Male üben

Ausführung
- beide Beine an den Bauch heranbeugen
- Kopf und Oberkörper anheben
- Tennisball um die gebeugten Beine herum von einer Hand in die andere geben
- dann die Beine nach oben strecken, Fußsohlen zeigen zur Decke
- Tennisball unter dem Kopf von einer Hand in die andere geben
- Tennisball um die gestreckten Beine herumgeben
- Kopf, Oberkörper und Arme langsam zurücklegen
- beide Tennisbälle in den Boden drücken
- Kreuz in den Boden drücken
- Bauchmuskelspannung halten
- beide Beine beugen und in die Ausgangsstellung zurückstellen
- Spannung lösen

Tipps und Fallen
- weiteratmen
- langsam üben
- löst sich das Kreuz vom Boden, die Beine nacheinander zurückstellen

10. Übung

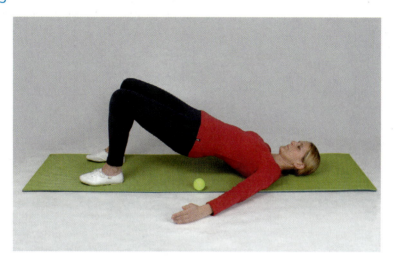

Ausgangsstellung
- Rückenlage
- Beine gebeugt
- Füße am Boden
- Arme gestreckt neben dem Körper
- Tennisball in der rechten Hand

Wiederholungen
- einige Male üben

Ausführung
- Gesäßmuskeln fest spannen
- Becken anheben
- Tennisball unter dem Rücken einige Male von einer Seite zur anderen rollen
- Rücken und Becken langsam wieder abrollen
- Spannung lösen

Tipps und Fallen
- Rücken nicht ins Hohlkreuz drücken
- weiteratmen

11. Übung

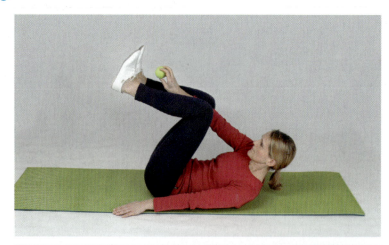

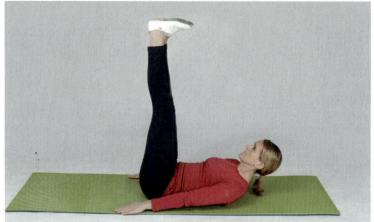

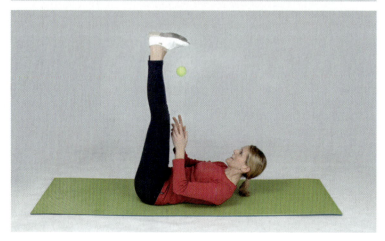

Ausgangsstellung
- Rückenlage
- Beine gebeugt
- Füße am Boden
- Arme gestreckt neben dem Körper
- ein Tennisball in der rechten Hand
- der andere Ball liegt neben dem Körper

Wiederholungen
- einige Male üben

Ausführung
- beide Beine an den Bauch heranbeugen
- Kopf anheben
- Tennisball zwischen die Füße klemmen
- Beine nach oben strecken
- Beine leicht spreizen
- den herabfallenden Tennisball mit den Händen auffangen
- Kopf und Arme langsam zurücklegen
- beide Tennisbälle in den Boden drücken
- Kreuz in den Boden drücken
- Bauchmuskelspannung halten
- beide Beine beugen und in die Ausgangsstellung zurückstellen
- Spannung lösen

Tipps und Fallen
- weiteratmen
- löst sich das Kreuz vom Boden, die Beine nacheinander zurückstellen

12. Übung

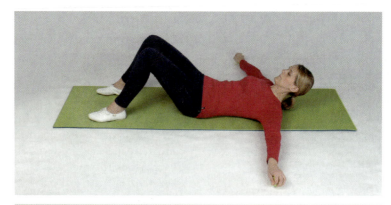

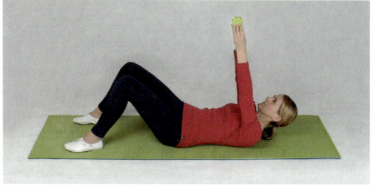

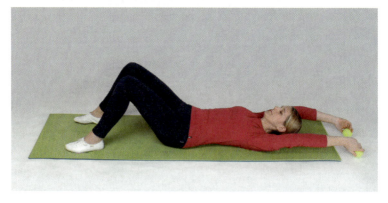

Ausgangsstellung
- Rückenlage
- Beine gebeugt
- Füße am Boden
- Arme gestreckt neben dem Körper
- Tennisball in jeder Hand

Wiederholungen
- einige Male üben

Ausführung
- Bauchmuskeln spannen
- Kreuz in den Boden drücken
- Kopf anheben
- Tennisbälle auf den Boden tupfen
    - neben den Körper
    - zur Seite
    - nach oben
    - nach hinten
- einige Male wiederholen

Tipps und Fallen
- weiteratmen
- Tempo variieren

13. Übung

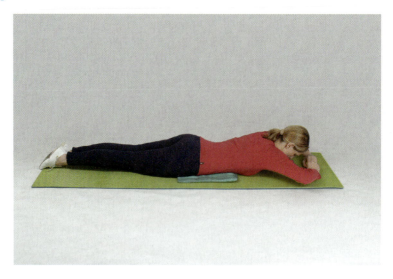

Ausgangsstellung
- Bauchlage, Kissen unter dem Bauch
- Beine gestreckt
- Füße liegen auf den Fußrücken am Boden
- beide Arme liegen im Halbkreis vor dem Kopf
- Tennisball in jeder Hand

Wiederholungen
- 3 x

Ausführung
- beide Füße aneinander drücken
- Beine spannen
- Gesäßmuskeln fest spannen
- Kopf anheben und Kinn in Richtung Brust ziehen
- Arme anheben
- Tennisbälle mit beiden Händen in den Boden drücken
- Spannung halten, bis 5 zählen
- Spannung lösen

Tipps und Fallen
- weiteratmen
- Tennisbälle nicht *zu* fest in den Boden drücken
- *nicht* auf den Tennisbällen abstützen – sonst Hohlkreuz

14. Übung

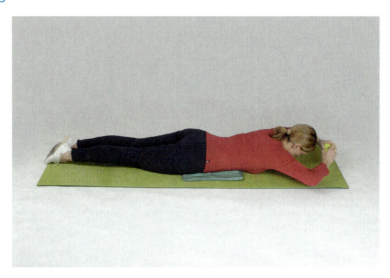

Ausgangsstellung
- Bauchlage, Kissen unter dem Bauch
- Beine gestreckt
- Füße liegen auf den Fußrücken am Boden
- beide Arme liegen im Halbkreis vor dem Kopf
- Tennisball in jeder Hand

Wiederholungen
- 3 x

Ausführung
- beide Füße aneinander drücken
- Beine spannen
- Gesäßmuskeln fest spannen
- Kopf anheben und Kinn in Richtung Brust ziehen
- Arme anheben
- Tennisbälle vor dem Kopf gegeneinander drücken
- Spannung halten, bis 5 zählen
- Spannung lösen

Tipps und Fallen
- weiteratmen
- Ellbogen beim Gegeneinanderdrücken der Tennisbälle nicht absenken
- Arme waagerecht halten

15. Übung

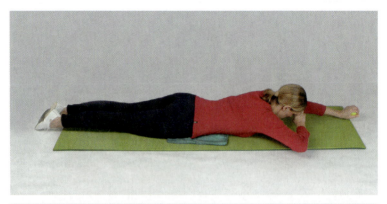

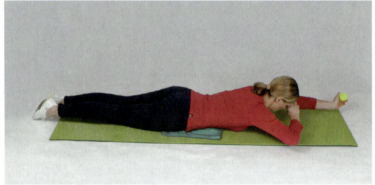

Ausgangsstellung
- Bauchlage, Kissen unter dem Bauch
- Beine gestreckt
- Füße liegen auf den Fußrücken am Boden
- rechte Hand mit Tennisball liegt unter der Stirn
- linker Arm liegt nach vorn gestreckt am Boden, Tennisball in der Hand

Wiederholungen
- 2 x mit jedem Arm üben

Ausführung
- beide Füße aneinander drücken
- Beine spannen
- Gesäßmuskeln fest spannen
- Kopf und beide Arme anheben
- rechte Hand bleibt unter der Stirn
- linken Arm nach außen drehen Tennisball zeigt nach oben
- linken Arm wieder zurückdrehen
- beide Arme ablegen
- Spannung lösen

Tipps und Fallen
- einatmen beim Heben der Arme
- ausatmen beim Senken der Arme

Variante
- beide Arme nach vorne strecken, anheben und drehen

16. Übung

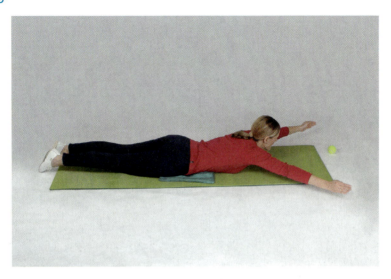

Ausgangsstellung
- Bauchlage, Kissen unter dem Bauch
- Beine gestreckt
- Füße liegen auf den Fußrücken am Boden
- beide Arme liegen im Halbkreis vor dem Kopf
- Tennisball in einer Hand

Wiederholungen
- einige Male üben

Ausführung
- beide Füße aneinander drücken
- Beine spannen
- Gesäßmuskeln fest spannen
- Kopf anheben
- Arme anheben
- Tennisball vor dem Kopf von einer Hand zur anderen rollen
- das Rollen des Balles beobachten
- einige Male hin und her rollen
- dann Spannung lösen

Tipps und Fallen
- weiteratmen
- den Abstand beim Rollen des Tennisballes verändern
- Kopf nicht zu stark in den Nacken ziehen

17. Übung

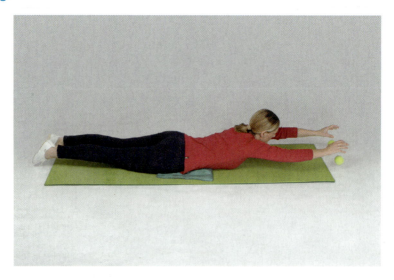

Ausgangsstellung
- Bauchlage, Kissen unter dem Bauch
- Beine gestreckt
- Füße liegen auf den Fußrücken am Boden
- beide Arme liegen nach vorn gestreckt am Boden
- Tennisball in jeder Hand

Wiederholungen
- einige Male üben

Ausführung
- beide Füße aneinander drücken
- Beine spannen
- Gesäßmuskeln fest spannen
- Kopf und beide Arme anheben
- Tennisbälle fallen lassen und wieder aufgreifen
- Tennisbälle beobachten
- einige Male üben
- Spannung lösen

Tipps und Fallen
- weiteratmen
- Kopf nur wenig vom Boden anheben
- Kopf nicht zu stark in den Nacken ziehen

Variante
- beide Arme zur Seite strecken
- Tennisbälle fallen lassen und aufgreifen

18. Übung

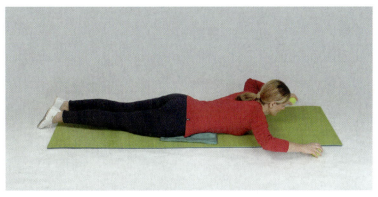

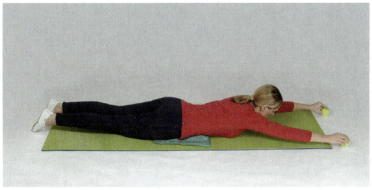

Ausgangsstellung
- Bauchlage, Kissen unter dem Bauch
- Beine gestreckt
- Füße liegen auf den Fußrücken am Boden
- beide Arme in U-Halte
  - Arme liegen in Schulterbreite, die Unterarme sind rechtwinklig angebeugt
- Tennisball in jeder Hand

Wiederholungen
- einige Male üben

Ausführung
- beide Füße aneinander drücken
- Beine spannen
- Gesäßmuskeln fest spannen
- Kopf anheben und Kinn in Richtung Brust ziehen
- beide Arme anheben
- Tennisbälle in U-Halte auf den Boden tupfen
- die Arme nach vorn strecken, Tennisbälle auf den Boden tupfen
- diese Bewegung, aus der Beugung der Arme zur Streckung, einige Male hintereinander üben
- Spannung lösen

Tipps und Fallen
- weiteratmen
- Kopf nur wenig vom Boden anheben

Variante
- wechselseitig die Arme aus der U-Halte beugen und strecken, dabei gleichzeitig die Tennisbälle auf den Boden tupfen

268 31 Übungen mit Tennisball

19. Übung

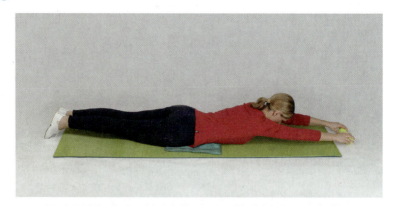

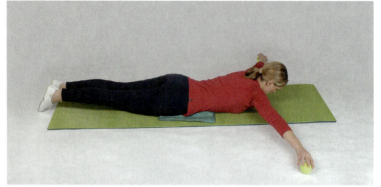

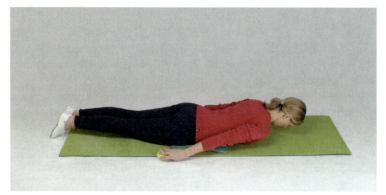

Ausgangsstellung
- Bauchlage, Kissen unter dem Bauch
- Beine gestreckt
- Füße liegen auf den Fußrücken am Boden
- beide Arme liegen nach vorn gestreckt am Boden
- Tennisball in jeder Hand

Wiederholungen
- einige Male üben

Ausführung
- beide Füße aneinander drücken
- Beine spannen
- Gesäßmuskeln fest spannen
- Kopf anheben und Kinn in Richtung Brust ziehen
- beide Arme anheben
- Tennisbälle mit den Handflächen von vorne über die Seiten bis neben den Körper rollen und wieder zurück
- Spannung lösen

Tipps und Fallen
- weiteratmen

20. Übung

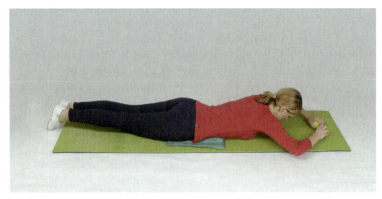

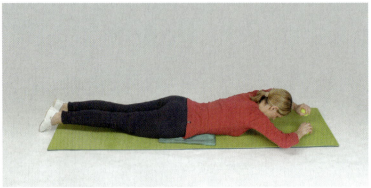

Ausgangsstellung
- Bauchlage, Kissen unter dem Bauch
- Beine gestreckt
- Füße liegen auf den Fußrücken am Boden
- beide Arme liegen im Halbkreis vor dem Kopf
- Tennisball in jeder Hand

Wiederholungen
- einige Male üben

Ausführung
- beide Füße aneinander drücken
- Beine spannen
- Gesäßmuskeln fest spannen
- Kopf anheben und Kinn in Richtung Brust ziehen
- beide Arme anheben
- Tennisbälle vor dem Kopf auf den Boden trommeln
- Stirn auf die Hände legen
- Spannung lösen

Tipps und Fallen
- weiteratmen

Variante
- beide Arme über die Seiten bis neben den Körper führen, Tennisbälle dabei auf den Boden trommeln
- Tempo variieren

21. Übung

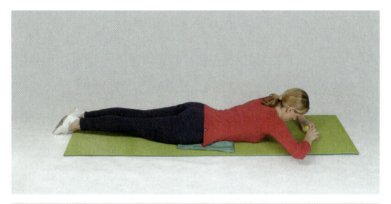

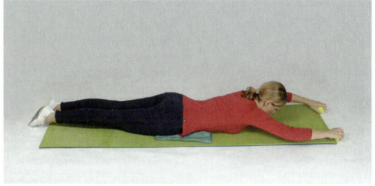

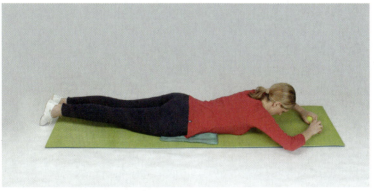

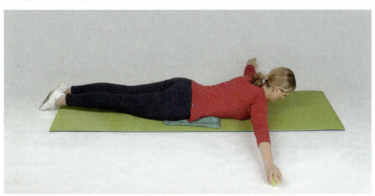

31 Übungen mit Tennisball

Ausgangsstellung
- Bauchlage, Kissen unter dem Bauch
- Beine gestreckt
- Füße liegen auf den Fußrücken am Boden
- beide Arme liegen im Halbkreis vor dem Kopf
- Tennisball in jeder Hand

Wiederholungen
- einige Male üben

Ausführung
- beide Füße aneinander drücken
- Beine spannen
- Gesäßmuskeln fest spannen
- Kopf anheben und Kinn in Richtung Brust ziehen
- beide Arme anheben
- Tennisbälle je 2 x auf den Boden tupfen
  - vor dem Kopf
  - nach vorne – Arme gestreckt
  - vor dem Kopf
  - zur Seite – Arme gestreckt
  - vor dem Kopf
  - und wiederholen
- Spannung lösen

Tipps und Fallen
- weiteratmen
- Tempo variieren

22. Übung

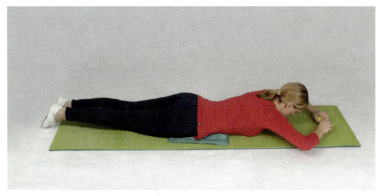

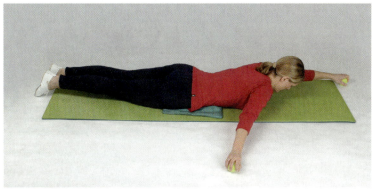

Ausgangsstellung
- Bauchlage, Kissen unter dem Bauch
- Beine gestreckt
- Füße liegen auf den Fußrücken am Boden
- beide Arme liegen im Halbkreis vor dem Kopf
- Tennisball in jeder Hand

Wiederholungen
- einige Male üben

Ausführung
- beide Füße aneinander drücken
- Beine spannen
- Gesäßmuskeln fest spannen
- Kopf anheben und Kinn in Richtung Brust ziehen
- beide Arme anheben
- Tennisbälle auf den Boden tupfen
  - vor dem Kopf
  - den linken Arm nach vorn, den rechten Arm gleichzeitig zur Seite strecken, Bälle auf den Boden tupfen
  - beide Tennisbälle wieder zurück vom Kopf tupfen
  - dann die Arme wechseln

Tipps und Fallen
- weiteratmen
- versuchen, das Tempo zu steigern
- mit einem erholsamen Stöhnen die Übung beenden

KAPITEL 32 Weitere Übungen

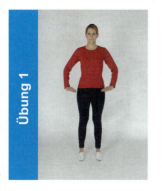
Übung 1

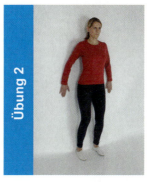
Übung 2

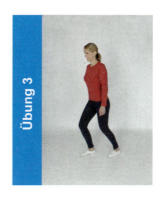
Übung 3

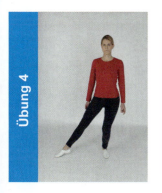
Übung 4

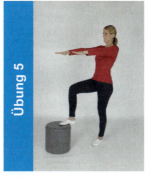
Übung 5

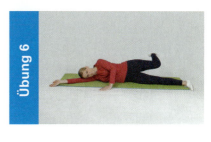
Übung 6

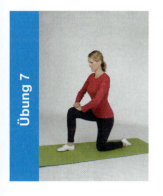
Übung 7

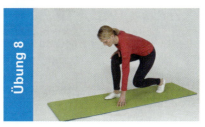
Übung 8

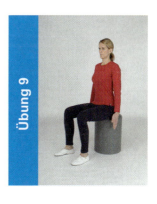
Übung 9

1. Übung im Stand

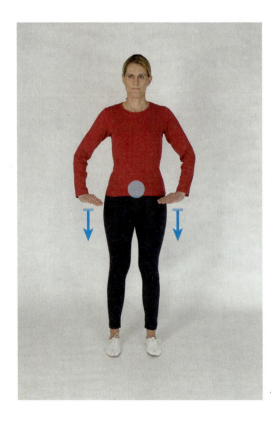

Ausgangsstellung
- Stand
- Füße stehen hüftbreit auseinander
- Zehen zeigen nach vorn

Wiederholungen
- 3 x

Ausführung
- Bauch- und Gesäßmuskeln spannen
- Beinmuskeln spannen
- Schultern etwas zurücknehmen
- Rücken strecken
- Arme beugen
- Hände in Richtung Unterarme ziehen
- Finger zeigen zum Körper
- Kopf und Nacken lang herausstrecken
- Hände zum Boden stemmen
- Spannung halten, bis 10 zählen
- Spannung lösen

Tipps und Fallen
- Kopf nicht nach hinten beugen
- Kinn leicht zum Brustkorb ziehen
- Arme bleiben gebeugt
- weiteratmen

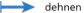 dehnen   drücken    stemmen

2. Übung im Stand

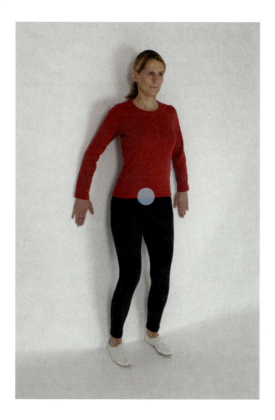

Ausgangsstellung
- Stand an der Wand
- die Füße stehen handbreit von der Wand entfernt
- die Knie sind leicht gebeugt

Wiederholungen
- einige Male

Ausführung
- Lendenwirbelsäule fest gegen die Wand drücken
- Schultern und Kopf an der Wand halten
- Bauch einziehen
- nun die Knie langsam strecken
- einen Augenblick diese Position halten
- Spannung langsam lösen

Tipps und Fallen
- beide Knie nur soweit strecken, dass der ganze Rücken die Wand berührt

 Bewegungsrichtung spannen　strecken

3. Übung im Stand

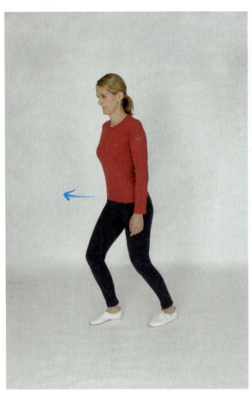 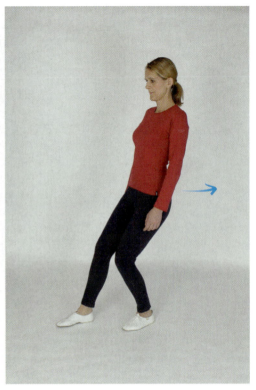

Ausgangsstellung
- Schrittstand

Wiederholungen
- einige Male üben

Ausführung
Gleichgewichtsübung
- ein Bein macht einen kleinen Schritt nach vorn
- nun abwechselnd das Körpergewicht auf das vordere und hintere Bein verlagern
- Hüft- und Kniegelenke beugen
- die Beine wechseln

Tipps und Fallen
- der Rücken bleibt gerade
- die Arme schwingen mit

 dehnen   drücken    stemmen

4. Übung im Stand

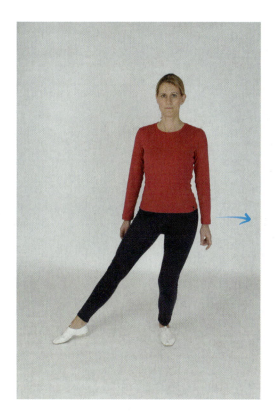

Ausgangsstellung
- Grätschstand

Wiederholungen
- einige Male üben

Ausführung
Gleichgewichtsübung
- in kleiner Grätsche stehen
- das Körpergewicht von einem Bein auf das andere Bein verlagern
- Hüft- und Kniegelenke beugen

Tipps und Fallen
- der Rücken bleibt gerade

 Bewegungsrichtung   spannen   ▬ strecken

5. Übung im Stand

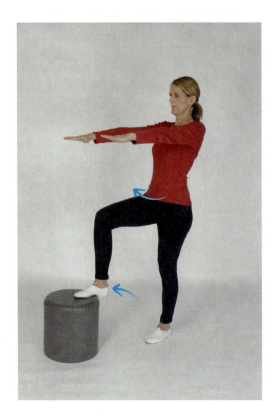

Ausgangsstellung
- Stand vor dem Hocker

Wiederholungen
- einige Male üben

Ausführung
- abwechselnd einen Fuß auf den Hocker stellen
- die Arme schwingen mit

Tipps und Fallen
- der Rücken bleibt gerade

Das Drehen von der Rückenlage zur Bauchlage und zurück

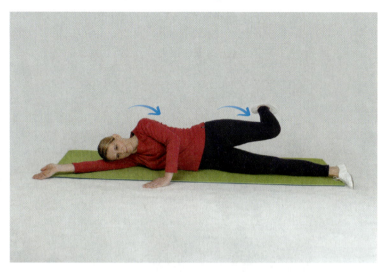

Ausgangsstellung
- Rückenlage
- rechter Arm liegt gestreckt nach oben am Boden

Ausführung
Über die rechte Seite drehen
- linkes Knie und linken Arm beugen
- Knie zum Bauch heranbeugen und ansehen
- das Knie zur rechten Seite senken
- der Körper dreht mit, die linke Hand stützt am Boden ab
- das linke Bein strecken: Bauchlage

Zurückdrehen
- linkes Knie zur Seite anbeugen
- mit der linken Hand am Boden etwas abstützen
- das Knie anschauen
- den Körper auf den Rücken zurückdrehen
- linkes Bein strecken: Rückenlage

Das richtige Aufstehen aus der Rückenlage

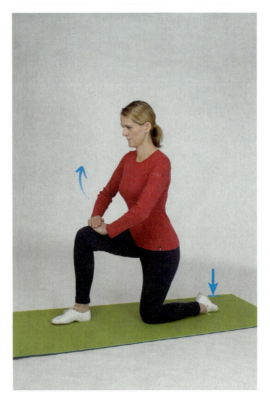

Ausgangsstellung
- Rückenlage

Ausführung
- beide Beine nacheinander an den Bauch heranbeugen
- Körper zur Seite drehen
- mit beiden Händen am Boden abstützen
- über die Seite zum Sitz aufrichten
- auf die Knie heben
- einen Fuß vorstellen
- mit beiden Händen auf das Knie stützen
- Fußrücken vom linken Fuß in den Boden drücken
- zum Stand hochkommen

dehnen   drücken   stemmen

Das richtige Bücken

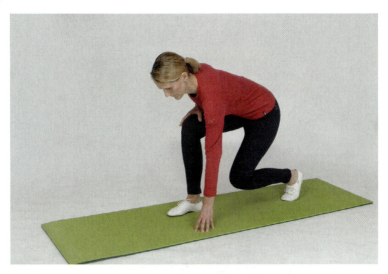

Ausgangsstellung
- Schrittstellung

Ausführung
- rechtes Bein nach vorn stellen
- rechte Hand auf rechtes Knie stützen
- beide Knie beugen
- bei Kniebeschwerden an feststehendem Gegenstand beim Bücken abstützen oder festhalten

Tipps und Fallen
- der Rücken bleibt gerade

Das richtige Sitzen

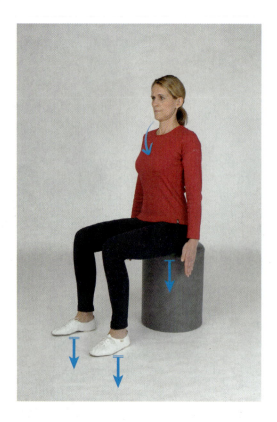

Ausgangsstellung
- Grundstellung, d. h. Sitz auf dem Stuhl in vorderer Hälfte
- Arme hängen neben dem Körper

Wiederholungen
3 x

Ausführung
- beide Füße fest in den Boden stemmen
- Bauch einziehen
- Gesäßmuskeln spannen
- Schultern etwas zurücknehmen
- Rücken strecken
- Kinn in Richtung Brust ziehen
- Scheitel zur Decke strecken
- Fingerspitzen in Richtung Boden dehnen
- einen Augenblick diese Position halten
- Spannung langsam lösen

Tipps und Fallen
- weiteratmen

Diese Übung ist als Sitztraining für zwischendurch gedacht.

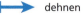 dehnen   drücken   stemmen

KAPITEL 33
Übungen bei Schmerzen

Aufpassen
- keine Übung darf den Schmerz verstärken
- sonst die Übung an diesem Tag weglassen

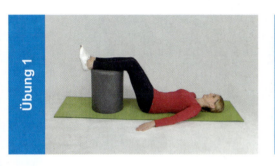
Übung 1

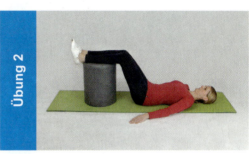
Übung 2

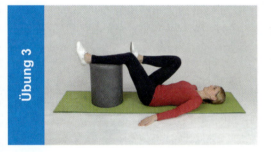
Übung 3

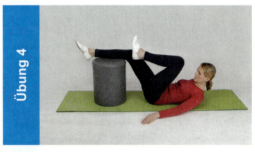
Übung 4

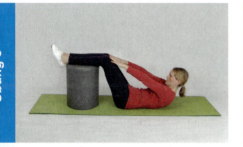
Übung 5

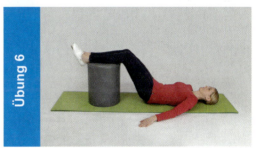
Übung 6

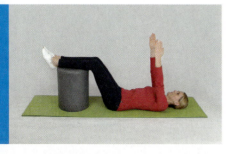
Übung 7

1. Übung

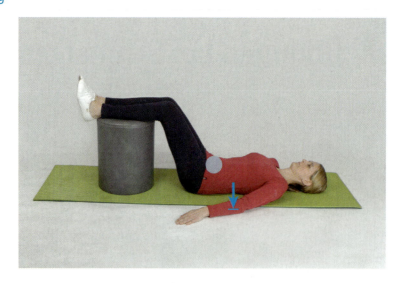

Ausgangsstellung
- Rückenlage
- die Unterschenkel liegen auf einem Sessel oder Hocker
- die Arme liegen leicht abgespreizt neben dem Körper

Wiederholungen
- 5 x

Ausführung
- Bauchmuskeln spannen
- mit der Ausatmung das Kreuz vorsichtig in den Boden drücken
- mit der Einatmung wieder lösen

Tipps und Fallen
vorsichtig üben, nicht pressen

dehnen drücken stemmen

2. Übung

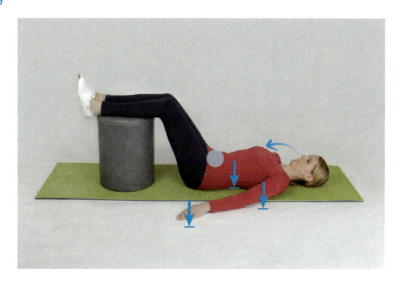

Ausgangsstellung
- Rückenlage
- die Unterschenkel liegen auf einem Sessel oder Hocker
- die Arme liegen leicht abgespreizt neben dem Körper

Wiederholungen
- 5 x

Ausführung
- Bauchmuskeln spannen
- mit der Ausatmung das Kreuz vorsichtig in den Boden drücken
- die Arme in den Boden drücken
- das Kinn in Richtung Brust ziehen
- mit der Einatmung wieder lösen

Tipps und Fallen
- vorsichtig üben, nicht pressen

3. Übung

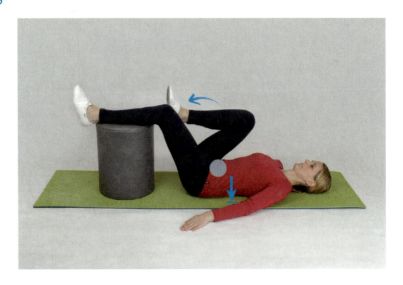

Ausgangsstellung
- Rückenlage
- die Unterschenkel liegen auf einem Sessel oder Hocker
- die Arme liegen leicht abgespreizt neben dem Körper

Wiederholungen
- 2 x mit jedem Bein üben

Ausführung
- ein Bein vorsichtig an den Bauch heranbeugen
- Bauchmuskeln spannen
- Kreuz in den Boden drücken
- das Bein langsam zurücklegen

Tipps und Fallen
- das Kreuz am Boden halten
- weiteratmen

→ dehnen   →| drücken |→ stemmen

4. Übung

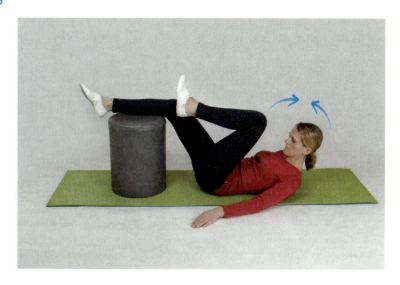

Ausgangsstellung
- Rückenlage
- die Unterschenkel liegen auf einem Sessel oder Hocker
- die Arme liegen leicht abgespreizt neben dem Körper

Wiederholungen
- 2 x mit jedem Bein üben

Ausführung
- ein Bein vorsichtig an den Bauch heranbeugen
- den Kopf in Richtung Knie anheben
- das Bein und den Kopf langsam zurücklegen
- Spannung lösen

Tipps und Fallen
- weiteratmen

5. Übung

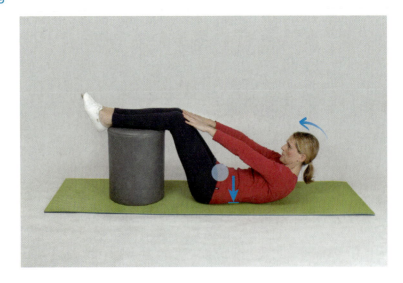

Ausgangsstellung
- Rückenlage
- die Unterschenkel liegen auf einem Sessel oder Hocker
- die Arme liegen leicht abgespreizt neben dem Körper

Wiederholungen
- 3 x

Ausführung
- Bauchmuskeln spannen
- das Kreuz in den Boden drücken
- Kopf und Oberkörper aufrichten
- mit beiden Händen auf die Knie tippen
- Oberkörper und Kopf zurücklegen
- Spannung langsam lösen

Tipps und Fallen
- vorsichtig aufrichten, der Schmerz darf nicht stärker werden
- weiteratmen

6. Übung

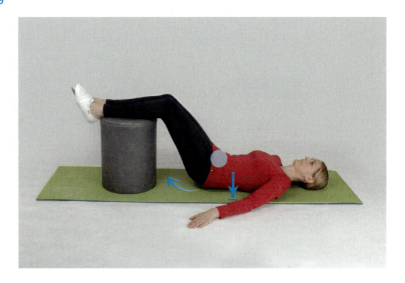

Ausgangsstellung
- Rückenlage
- die Unterschenkel liegen auf einem Sessel oder Hocker
- die Arme liegen leicht abgespreizt neben dem Körper

Wiederholungen
- 3 x

Ausführung
- Bauchmuskeln spannen
- das Kreuz in den Boden drücken
- Gesäßmuskeln fest spannen
- das Gesäß ein wenig vom Boden abheben
- langsam wieder zurücklegen
- Spannung lösen

Tipps und Fallen
- den Rücken nicht ins Hohlkreuz drücken
- weiteratmen

7. Übung

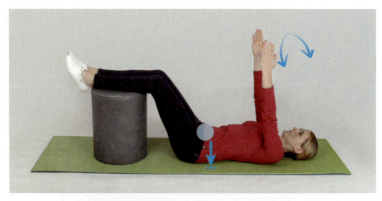

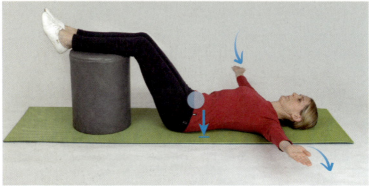

Ausgangsstellung
- Rückenlage
- die Unterschenkel liegen auf einem Sessel oder Hocker
- die Arme liegen leicht abgespreizt neben dem Körper

Wiederholungen
- 3 x

Ausführung
- Bauchmuskeln spannen
- das Kreuz in den Boden drücken
- beide Arme zur Decke strecken
- nun beide Arme gestreckt zur Seite senken, die Handflächen zeigen nach oben
- kurz vor dem Boden die Arme halten
- die Schulterblätter an die Wirbelsäule ziehen
- einen Augenblick diese Position halten
- beide Arme anheben, neben den Körper zurücklegen
- Spannung langsam lösen

Tipps und Fallen
- das Kreuz gut am Boden halten
- weiteratmen

 dehnen　 drücken　 stemmen

KAPITEL 34
Tipps für den Alltag – gesund und schonend bewegen

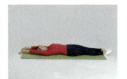 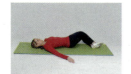 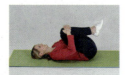 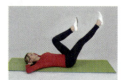

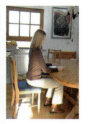 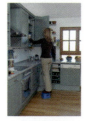 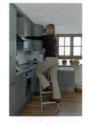 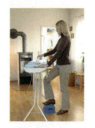 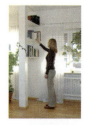

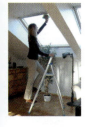 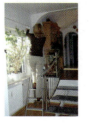 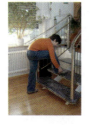 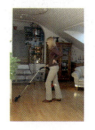 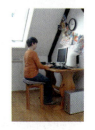

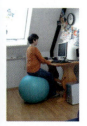 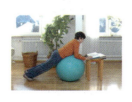 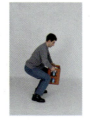 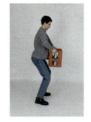 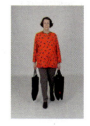

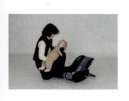 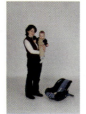 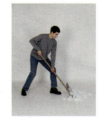 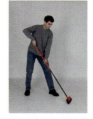 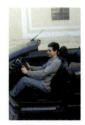

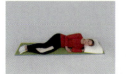 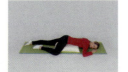 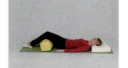

Morgens vor dem Aufstehen: 1. Übung

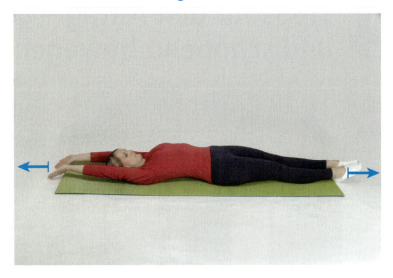

Ausgangsstellung
- Rückenlage
- beide Beine gestreckt und geschlossen
- beide Arme gestreckt über dem Kopf

Wiederholungen
- 3 x

Ausführung
Dehnübung
- mit der Einatmung beide Fußspitzen nach unten ziehen
- gleichzeitig beide Arme nach oben herausdehnen
- beim Ausatmen die Arme zurückgleiten lassen, die Füße lösen

Tipps und Fallen
- vorsichtig dehnen
- der Rücken wird bei dieser Übung hohl

→ dehnen → drücken → stemmen

Morgens vor dem Aufstehen: 2. Übung

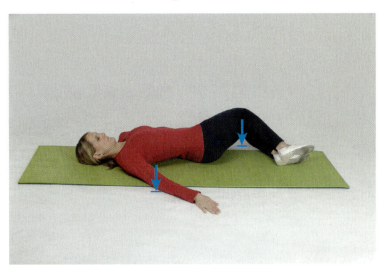

Ausgangsstellung
- Rückenlage
- Beine gebeugt
- Füße aufgestellt
- Arme gestreckt, leicht abgespreizt neben dem Körper

Wiederholungen
- 2 x zur gleichen Seite

Ausführung
- beide Beine nach links zur Seite senken, Knie liegen aufeinander
- beide Knie in die Matratze drücken
- den rechten Arm dazu in die Matratze drücken
- Spannung einen Augenblick halten
- Spannung lösen

Tipps und Fallen
- Schultern bleiben liegen
- weiteratmen

Morgens vor dem Aufstehen: 3. Übung

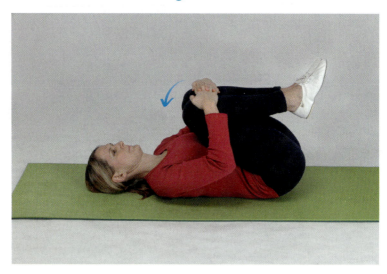

Ausgangsstellung
- Rückenlage
- Beine gebeugt
- Füße aufgestellt
- Arme gestreckt neben dem Körper

Wiederholungen
- einige Male üben

Ausführung
- beide Knie an den Bauch heranbeugen
- beide Hände umfassen die Knie
- nun langsam und vorsichtig beide Knie mit der Ausatmung an die Brust heranziehen
- einen Augenblick diese Position halten, weiteratmen
- mit der Einatmung die Spannung langsam lösen

Tipps und Fallen
- bei Kniebeschwerden die Beine unter den Knien in den Kniekehlen fassen

Morgens vor dem Aufstehen: 4. Übung

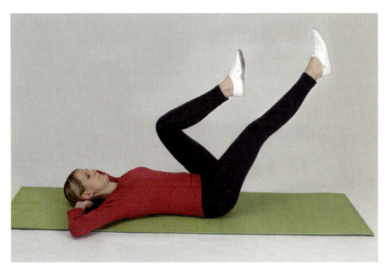

Ausgangsstellung
- Rückenlage
- Beine leicht gebeugt
- Füße aufgestellt
- Arme gestreckt neben dem Körper

Wiederholungen
- 3 x

Ausführung
- Hände unter den Kopf legen
- beide Beine nach oben strecken
- nun mit den Beinen Rad fahren
- ein paar Sekunden Rad fahren
- dann kleine Pause machen

Tipps und Fallen
- gut die Füße (Pedale) mitbewegen
- weiteratmen

Diese Übung kräftigt die Bauch- und Beinmuskulatur und regt Herz und Kreislauf an.

Tipp 1
- vor dem Aufrichten in den Stand einen kurzen Augenblick an der Bettkante sitzen bleiben

Tipp 2
- auf Zehenspitzen ins Badezimmer gehen. Das kräftigt die Waden- und Beinmuskeln und unterstützt das Venensystem

 Bewegungsrichtung   spannen   strecken

Beim Zähneputzen und Waschen

Im Stand vor dem Waschbecken.
- hüftbreit oder in Schrittstellung stehen, beide Knie leicht beugen, mit einer Hand am Waschbecken abstützen, mit geradem Rücken aus der Hüfte nach vorn neigen

Nicht
- die Knie strecken und den Rücken beugen

Tipp 1
- beim Gurgeln den Kopf nicht mit Schwung in den Nacken reißen, Kopf langsam anheben, eventuell mit einer Hand abstützen

Tipp 2
- beim Abtrocknen des Körpers die Beine ausschütteln

Beim Sitzen und Essen

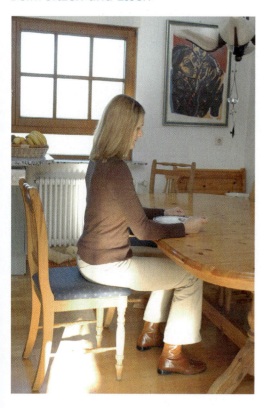 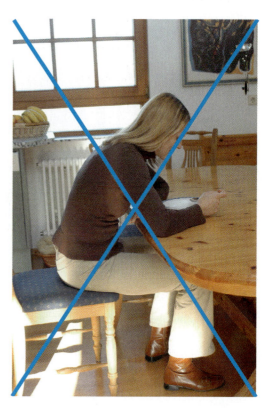

- vorne an der Stuhlkante sitzen, mit geradem Rücken zum Teller neigen. Die Wirbelsäule wird entlastet, die Verdauungsorgane sind nicht behindert oder eingeengt und können die Nahrung besser verarbeiten

Nicht
- mit rundem Rücken über den Teller beugen

Beim Arbeiten in der Küche

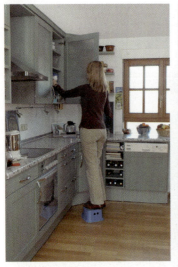 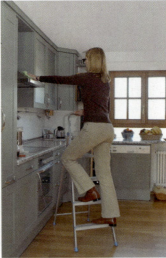 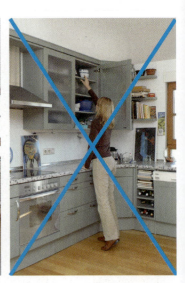

- Fußbank oder kleine Trittleiter benutzen
- Rücken und Kopf bleiben gerade

Tipp
- Alle täglich verwendeten Gebrauchsgegenstände in Augenhöhe stellen

Nicht
- Gegenstände über Kopfhöhe holen. Die ganze Wirbelsäule wird überstreckt

Beim Bügeln im Stand

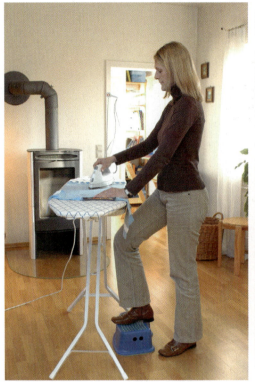 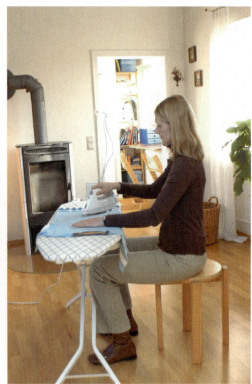

- immer im Wechsel einen Fuß auf eine Fußbank stellen, mit geradem Rücken aus der Hüfte etwas nach vorne neigen
- besser im Sitzen bügeln
  - auch hier auf die Haltung achten, das Bügelbrett nicht zu tief einstellen

– vorne an der Stuhlkante sitzen, das Bügelbrett ungefähr in Bauchhöhe (Hüfthöhe) stellen

Nicht
- die Knie strecken und den Rücken zum Bügelbrett beugen

Beim Holen von Gegenständen aus Schränken und Regalen, beim Fensterputzen

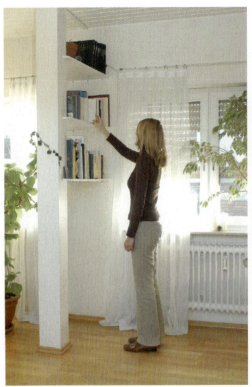 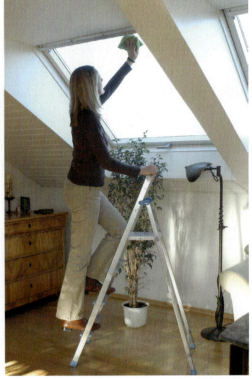

- Gebrauchsgegenstände in Kopfhöhe holen
- bei Arbeiten *über* Kopfhöhe Trittleiter benutzen
- Rücken und Kopf bleiben gerade

Beim Aufhängen von Gardinen

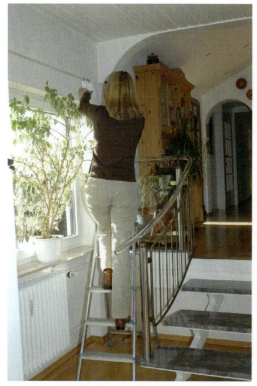
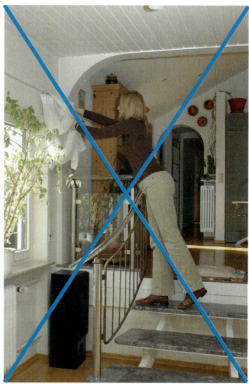

- Leiter benutzen, den Rücken nicht überstrecken und den Kopf in den Nacken absinken lassen, sonst kann die Arteria vertebralis, die ebenfalls unseren Kopf mit sauerstoffreichem Blut versorgt und eng an den gelenkigen Verbindungen von Schädel und Halswirbelsäule verläuft, abgedrückt werden. Plötzlich auftretender Schwindel mit Sturz kann die Folge sein

Nicht
- ins Hohlkreuz sinken

Beim Schuhezubinden

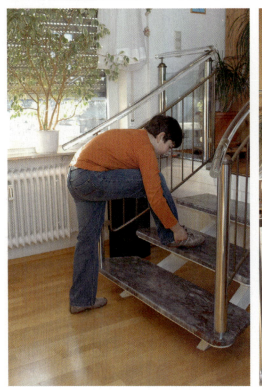 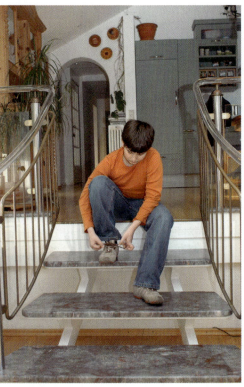

- zum Schnüren einen Fuß auf einen Stuhl stellen
- oder im Sitzen zum Fuß hinunter beugen

Beim Staubsaugen

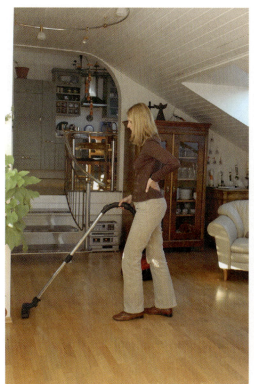 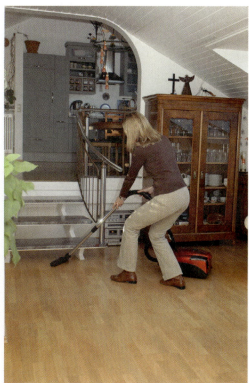

- in Schrittstellung gehen, beide Knie beugen, mit Gleichgewichtsverlagerung das lange Rohr vor und zurück bewegen

Nicht
- die Knie strecken und den Rücken beugen

Ein Schulkind beim Sitzen

Zum Lernen und Schreiben der Hausaufgaben oder am Computer

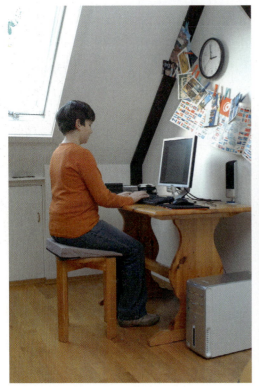 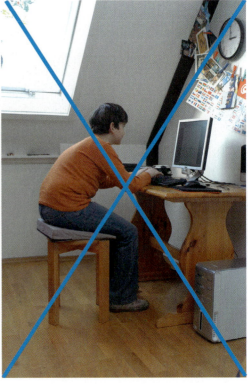

- aufrecht und gerade auf einem Sitzkeil sitzen. Er erleichtert die Beckenkippung, die Wirbelsäule lässt sich besser strecken

Nicht
- krumm sitzen

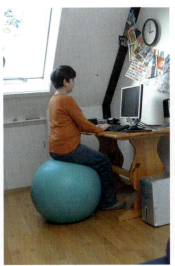 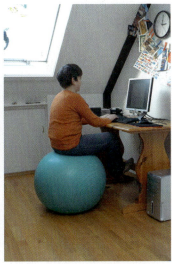 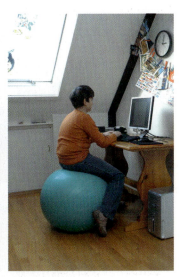

- aufrecht und gerade, aber auch entspannt und beweglich auf einem Sitzball sitzen

Beim Lesen

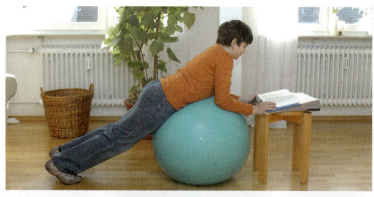

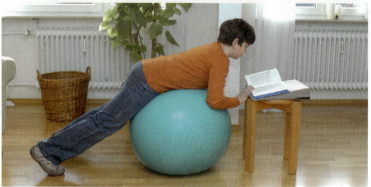

- die Bauchlage auf dem Ball entlastet die Lendenwirbelsäule und lädt zu dynamischen Bewegungen ein

Der Vorteil vom Sitzball

Richtiges Sitzen auf dem Sitzball verbessert die Haltung und trainiert die Haltemuskulatur. Es trainiert die Kraftausdauer der Muskeln und ermöglicht durch dynamisches Bewegen eine wechselseitige Belastung und Entlastung der Bandscheiben.

Tipp
- muskulär schwache Kinder ermüden sehr schnell auf den Bällen. Sie sollten erst nur kurze Zeit darauf sitzen
- das Sitzen auf dem Ball unterstützt die Konzentration der Schüler. Sie werden ruhiger und aufmerksamer, sogar das Schriftbild wird schöner, wie Untersuchungsprogramme an Schülern beweisen

Beim Heben von Lasten

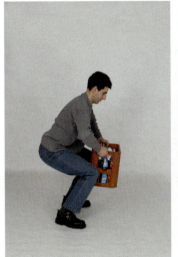
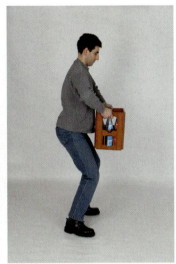
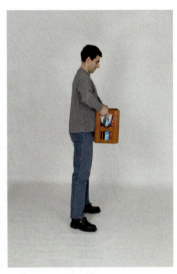

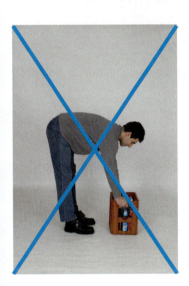

- Beine grätschen, Knie und Hüften beugen, Gegenstand körpernah anheben, Beine strecken, mit geradem Rücken wieder aufrichten

Nicht
- die Knie strecken und den Rücken beugen

Tipp
- dicht an den Gegenstand herangehen

Beim falschen Heben von Lasten erhöht sich der Druck in den Bandscheiben um ein Vielfaches. Es entsteht ein Druck, der kaum vorstellbar ist.

Beim Tragen

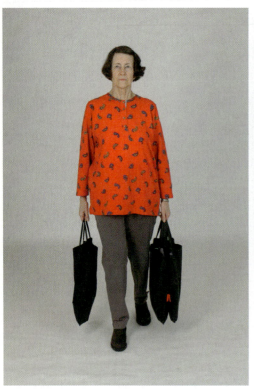
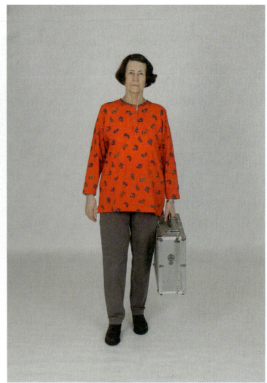

- Lasten auf beide Arme verteilen und möglichst nah am Körper tragen

Tipp
- beim Tragen eines großen Gepäckstückes beide Schultern gerade halten, beim Tragen oft die Seiten wechseln
- Schultertaschen schräg über dem Körper tragen, eventuell mit einer Hand von unten abstützen
- einen Rucksack nehmen

Beim Heben und Tragen eines Babys

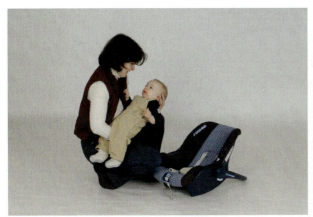
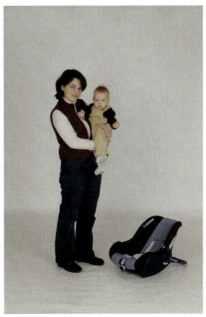

- das Baby eng an den Körper nehmen. Beine strecken und mit geradem Rücken wieder aufrichten

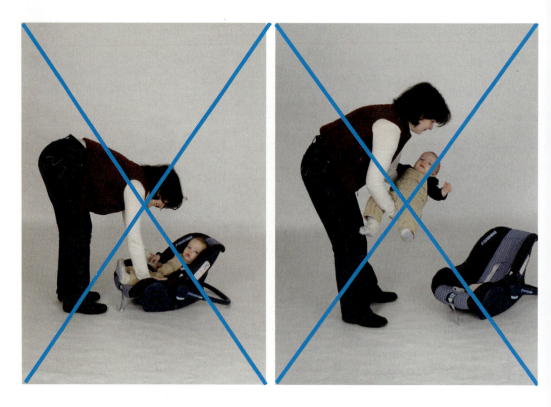

Nicht
- die Knie strecken und den Rücken beugen
- das Baby körperfern tragen oder halten. Durch die größere Hebelkraft verstärkt sich die Belastung auf den Schulter-Nacken-Rücken-Bereich

Beim Schneeschippen, Fegen, Wischen oder Harken

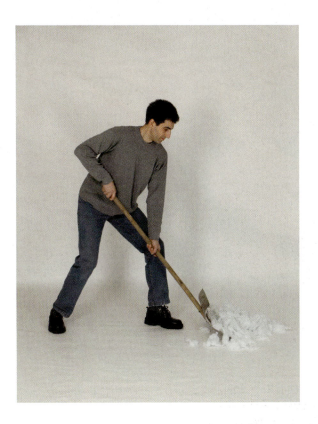

- Schneeschaufel breit fassen, um die Hebelkraft zu erhöhen. In Schrittstellung gehen, beide Knie beugen, mit geradem Rücken aus der Hüfte nach vorne neigen.
- Schnee aufnehmen, etwas aufrichten, mit den Füßen zur Seite drehen, Schnee abwerfen

Nie
- mit feststehenden Füßen mit dem Körper eine Drehung machen. Es besteht die Gefahr eines Bandscheibenvorfalls

Unsere Wirbelsäule ist für Dreh- und Beugebewegungen nicht geeignet. Sie hat seitlich keine Bänder, die eine eventuell gelockerte Bandscheibe zurückhalten könnten.

314 34 Tipps für den Alltag – gesund und schonend bewegen

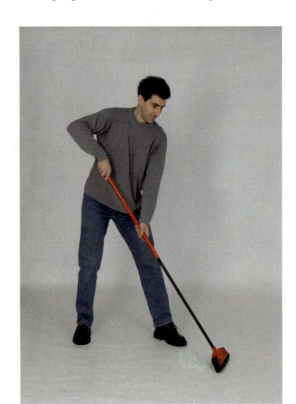

- beim Wischen, Fegen oder Harken in Schrittstellung gehen, beide Knie leicht beugen, mit geradem Rücken aus der Hüfte etwas nach vorne neigen

Nicht
- die Knie strecken und den Rücken beugen

Tipp 1
- körpernah fegen (arbeiten)

Tipp 2
- Hausgeräte mit langem Stiel benutzen

Beim Sitzen im Auto

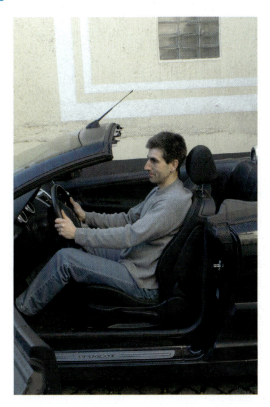

- Autositz so einstellen, dass beim Fahren die Ellbogen und Knie leicht gebeugt sind. Den unteren Rücken mit einem kleinen Kissen abstützen
- Kopfstütze so einstellen, dass sie mit dem Kopf auf gleicher Höhe ist
- locker und entspannt sitzen

Tipp 1
Bei langen Autofahrten immer wieder Pausen machen.
- im Stand den Körper mit nach oben gestreckten Armen dehnen. Das Dehnen mit einer tiefen Atmung verbinden
- die Arme kreisen, dabei vorwärts gehen
- im Stand auf die Zehenspitzen stellen und kräftig die Gesäß- und Bauchmuskeln spannen

Tipp 2
- beim Halt vor roter Ampel die Hände vom Steuer hinter den Kopf nehmen den Kopf in die Hände drücken, Ellbogen nach hinten dehnen, dabei tief einatmen

Beim Liegen

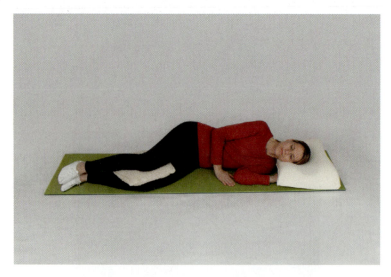

In Seitlage
- beide Knie leicht beugen und etwas zur Brust ziehen
- eventuell ein Kissen zwischen die Beine legen, um die Lendenwirbelsäule durch den Zug der Oberschenkel zu entlasten
- ein Kissen unter den Kopf legen

34 Tipps für den Alltag – gesund und schonend bewegen

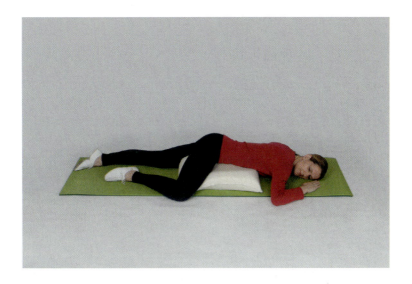

In Bauchlage
- in Bauchlage verstärkt sich das Hohlkreuz. Wer doch so schlafen will, legt ein großes Kissen unter den Bauch und zieht ein Bein an. Ein Kissen für den Kopf ist nicht nötig

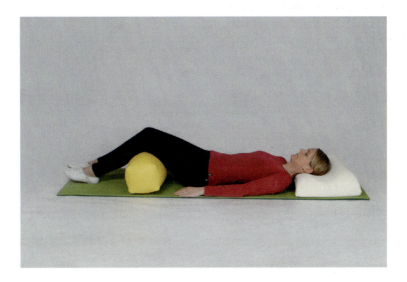

In Rückenlage
- eventuell ein großes Kissen unter die Knie legen, um den Lumbalbereich ein wenig auszugleichen
- ein weiteres Kissen unter den Kopf legen

Tipp
- der Kopf sollte in gerader Verlängerung der Wirbelsäule liegen

KAPITEL 35
Ungünstige Übungen

Übungen, die die Wirbelsäule belasten und bei wiederholtem Üben der Wirbelsäule schaden können
- das Kopfkreisen belastet zu stark die Gelenke der Halswirbelsäule und die Bandscheiben

Rückenlage
- das Aufrichten mit gestreckten Beinen zum Sitz, wenn der Rücken nicht gut abgerollt werden kann
- das Aufrichten mit festgeklemmten Füßen beübt die Hüftbeugemuskulatur und weniger die Bauchmuskulatur
- beim sog. Klappmesser werden beide Beine, Arme und der Oberkörper gleichzeitig angehoben, die Füße und Hände berühren sich. Das Anheben beider Beine ist für den Lendenbereich schädlich, das Kreuz kann nicht am Boden gehalten werden, das Becken kippt nach vorn und zieht den Rücken ins Hohlkreuz

Bauchlage
- Bauchschaukel mit gestreckten Armen und Beinen
- Bauchschaukel oder das sog. Nest, d.h. beide Knie werden angebeugt, die Hände fassen die Füße. Diese Übung verstärkt das Hohlkreuz und belastet ungünstig die Lendenwirbelsäule
- die sog. Kobra, d.h. beide Hände liegen unter den Schultergelenken am Boden, der Kopf wird in den Nacken gezogen, der Brustkorb wird aufgerichtet bis die Arme gestreckt sind. Diese Übung verstärkt das Hohlkreuz und belastet ungünstig die Lendenwirbelsäule

Stand
- das Abbeugen des Körpers nach vorn mit durchgestreckten Knien, bis die Fingerspitzen den Boden berühren. Das Aufrichten zurück in den Stand mit durchgestreckten Knien. Diese Übung bringt eine starke Belastung für die Lendenwirbelsäule
- das Drehen mit feststehenden Füßen zur Seite, mit gleichzeitigem Beugen. Mein Rat: zum Drehen die Füße immer mitnehmen, kleine Schritte machen